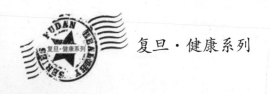

复旦·健康系列

U0318475

漫话长寿

毛颂赞　编著

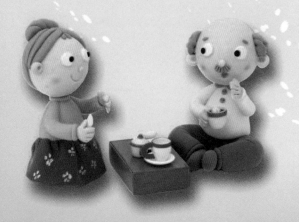

复旦大學出版社

鸣　谢

上海胡锦华健康教育促进中心

上海市浦东新区爱国卫生运动和健康促进指导中心

上海市浦东新区疾病预防控制中心

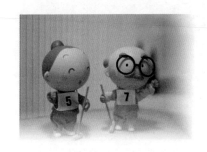

长寿是人类永恒的追求和热点话题。寿，是指寿命，是年岁长久之意。"寿为人所同欲"。高寿是人们共同的愿望。百岁寿星，被称为"人瑞"，瑞者，吉祥如意也。盛世多人瑞，家和出寿星。百岁寿星增多，是国家繁荣昌盛、社会安定祥和的重要标志，也是家庭和睦友爱、人丁安居乐业的重要反映。

人类乃万物之灵，伴随着与生俱来的对生命的热爱和对死亡的趋避，"寿"的追求无所不在，无时不在。古人对寿命有浓重的惜求情节，认为人的寿命是"天赋之命"，非人力所能者。其实，由于古代医疗不发达，致使人们在疾病面前常常显得无能为力，生命显得无比脆弱，能够活到天年的人十不及一二，因此人们对"寿"的期盼格外炽烈，这种愿望在民间吉祥文化中得到了充分反映。

现代社会，由于物质生活水平的提高、医疗条件的改善，人们的平均期望寿命都提高了。原来所说的"人生七十古来稀"，现在已不稀奇了；"世上难寻百岁人"，现在有不少地方有成群的百岁以上老人，他们在"长寿之乡"健康地生活着呢。据说，仅广西就有20个"中国长寿之乡"。所以说，长寿不仅是一种理想，而且是普遍地现实了。

世界卫生组织曾经将影响人类健康长寿因素按比例划分为：遗传因素占15%，社会因素占10%，医疗服务技术因素占8%，气候影响因素占7%，而其他60%取决于个人生活方式因素。就是说，你如果想多享遐龄，60%要你自己争取。人类的自然寿命应在百岁以上。但由于人的生命受到上述诸多因素的影响，要达到理想的自然寿命在目前来说并不容易，因此，现在的百岁老人还不是很多。不过可以相信，随着时代的进步、医学科学的发展、人们生活水平的提高，在不远的将来，人类寿命将可以不断地接近或达到"天年"。已有权威长寿专家称：人均寿命有望达百岁。

长寿的秘诀是人们热衷的话题。我的好友毛颂赞主任医师，已进入耄耋之年，他一辈子从事健康教育工作，即使退休之后仍然辛勤笔耕，撰写了许多的医学科普文章和书籍，坚持把健康的金钥匙送给广大读者作为己任。他撰写的这本长寿医学科普书共有100篇文章，涉及长寿知识领域的方方面面。其内容极为丰富，翔实具体，加之配发相关的精美邮票100枚作为插图，使本书图文并茂、生动活泼，令人兴趣盎然，使本书更具科学性、知识性、艺术性和欣赏性。希望本书得到广大读者的喜爱！谨祝读者朋友们健康长寿！

胡锦华

中国健康教育与健康促进协会副会长

原上海市人民政府参事

于2015年10月1日

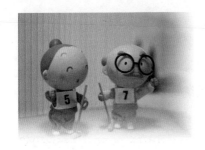

目 录

漫话长寿

1. 与世无争的比尔卡班巴

在南美洲西海岸，西临太平洋有一个国家叫厄瓜多尔。在厄瓜多尔南部山区洛哈省境内有一个叫"比尔卡班巴"的小山村（图1）。它与外高加索格鲁吉亚的柏格维奇村、巴基斯坦的罕萨、我国新疆和田的拉依苏村和广西巴马县，同称为世界五大长寿之乡。该小山村的人口约5 000人，其中百岁以上老人有20多位，八九十岁的老人就算"壮年"了。

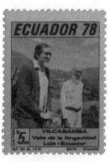

图1　画面远处就是"比尔卡班巴"小山村（厄瓜多尔）

那么这山村到底有什么优势和特征才使这么多老人长寿的呢？可以归纳以下几点。

● **具有得天独厚的自然地理环境**　这里的居民确实有得天独厚的自然优势，它确实是世界上西半球最长寿之地。这里人说出了村民的长寿秘诀由多个因素构成："长寿谷"人寿命长，景色优美赛天堂；清澈河水藏宝物，喝了强身疾病防；生活淳朴多宁静，尊敬老人心善良。

外界人听了无不深受触动，学者们也终于解出了长寿老人们身心健康支柱的多维方程。它虽然地处热带，但它在安第斯山脉之中，海拔1 500~1 600米，这使得它终年如春，是世界上温差最小的地方，气温在18~28℃间，相对湿度为68%，有宜人的气候条件。这里肥沃的土壤没有接触过化肥、农药和杀虫剂等化学物质，河水里富含各种矿物质。

● **老人们勤劳一生**　这里的人终日在田里劳作，日出而作，日落而息，四肢很强健，心脏也很健康。他们远离城市化压力的生活氛围，人们的出行几乎都是徒步行走。六七十岁的人还是壮劳力，八九十岁的老人下地干活非常普遍，一百多岁的人生活还能自理，干活到老不生病，都被认为是很正常的事情。

●**民风淳朴，心态良好** 他们民风淳朴，都是虔诚的天主教徒，讲西班牙语。居民热情友好，非常乐观，语言幽默，爱说笑话。村里到处都能听到他们的欢声笑语、看到他们的轻歌曼舞。这样他们就具有积极乐观的心态，不会有紧张情绪。这里的居民能够面对现实，把握现在，珍惜今天，容易满足。这里的老人自信心很强，有事尽量自己解决，很少麻烦儿女。因此，他们普遍受人爱戴和尊敬。

科学家把这里称为"免疫岛"，从来不用求医问药，因为当地人很少患心脑血管疾病。这主要归功于当地人没有金钱和与世无争的概念，没有受到过外界社会的干扰与破坏，人们的心灵和大自然一样，没有受到"世俗"的污染。喜欢劳动，有均衡的饮食，非常乐观，这使得他们对心脑血管病有"免疫"力。没有人患高血压，也没有一个动脉硬化的老年人。各种癌症和老年痴呆与这里的人也无缘"碰撞"。

●**饮食健康合理** 这里人普遍喜欢吃蔬菜、豆类、豆制品、蘑菇、番茄、玉米、大米、荞麦、香蕉、芒果、红薯、牛奶等，大多数人每周只吃1~2次鸡或鱼等动物类食品，而很少吃其他动物性和高热量食品。人们对吃的讲究，主要体现在注重原味；还喜欢饮用富含矿物质的泉水。这使得当地人拥有缓慢稳定的新陈代谢。

世界卫生组织（WHO）有关专家和美国、德国、日本等国的老年学家，近年来不断来这里考察、调研，总结了许多宝贵的养生经验。其中最重要的一条是那里的人们奉行这样的处世原则：清心寡欲，与世无争。人们普遍认为当今世界保护这一块"净土"是何等的重要啊！对研究养生学、老年医学、老年病学都有重大的意义。

2. 有得天独厚自然地理环境的格鲁吉亚

欧洲外高加索的格鲁吉亚是闻名全球的世界第二个长寿之乡。它是一个广阔的地带，从黑海、里海一直到连绵不断的山区，气候差异大，从温湿的亚热带海滨气候到夏天酷热、冬天严寒的大陆性气候都有。不过在外高加索的格鲁吉亚，西临黑海，西南与土耳其接壤，北与俄罗斯接壤，东南和阿塞拜疆及亚美尼亚毗邻。它的长寿秘诀又是什么呢？

● *有得天独厚的自然地理环境* 山区长寿的老人比海边多，寿星们大多居住在海拔200~500米山区的村庄里，这里的空气格外新鲜，没有任何污染，大气中含氧量虽少，但这反而促进了心血管系统的强壮。他们几乎是与世隔绝，在很大程度上置身于工业社会的喧嚣、噪音、压力和烦恼之外。

格鲁吉亚素以居民长寿闻名，在目前的540万人口中百岁寿星达2 000多。人均寿命在100岁左右，甚至还有120岁的老人。格鲁吉亚是"弱碱水"泡出的"长寿乡"。格鲁吉亚人非常喜欢喝山溪水，这种水未被污染，含矿物质丰富。世界卫生组织（WHO）调查显示，高加索人长寿和水有很大的关联。高加索人的饮水呈弱碱性，pH值为7.2~7.4，与人的血液pH值几乎相等。专家说，正是这种弱碱性的水，使这些格鲁吉亚长寿老人的血管保持着柔软和不硬化，使他们的血压偏低，脉搏正常。

此外，在格鲁吉亚长寿地区地表中，发现了丰富的有益于人体健康的微量元素，这些地区人们饮用的井水，经鉴定均属优质矿泉水类。这些水都是"原生态的活化水"，也就是"健康水"。

● **寿星性格开朗** 寿星们每天坚持适度的体力劳动，婚姻关系稳固，维系数代同堂的大家庭生活，家庭和睦，性情开朗。

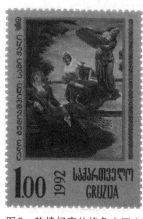

图2 热情好客的格鲁吉亚人（格鲁吉亚）

热情好客成为他们的一种社会风尚，是居民们生活的核心，也是借以取得精神上的满足与享受的主要途径（图2）。

在当地人的婚礼上，"老寿星"们时常会和年轻人一起又唱又跳，载歌载舞。不久前，格鲁吉亚举办了90岁以上老人的"选美大赛"，参加这种比赛的老年人都身体健康、开朗乐观，而且不乏百岁人瑞，其中年龄最大的已有106岁。百岁老人选美，这可能只有在外高加索这样的长寿乡才会发生。

● **寿星饮食适量膳食平衡** 寿星们吃绿叶蔬菜、野菜、水果、奶制品、蜂蜜、核桃和核桃油较多，扁豆是格鲁吉亚人最爱吃的食物。在格鲁吉亚的长寿乡阿巴哈吉亚，当地居民每天都吃用玉米面做的面包和粥，至少喝两杯牛奶，三四杯酸奶，不吃香肠、熏肉或火腿，很少吃蛋糕、土豆、动物油脂和糖果；主要喝当地产的"格鲁吉亚茶"。

当地人食用的奶酪均是自家制作的，每天平均使用40~50克，是前苏联地区人民平均食入量的2.5倍。酪渣是当地的特产，是用制作奶酪过程中形成的沉淀物制备的。酪渣含乳清蛋白、乳球蛋白、钙、镁、磷和维生素。若配入切碎的薄荷，便是格鲁吉亚长寿地区风味独特的"料理"了。

格鲁吉亚人爱吃肉，但他们血液中的胆固醇含量却并不高，心脏病的致死率也非常低，有着众多的百岁老人，原因就在于他们吃肉的方法很独特：把肉煮熟后，去除肥肉，只吃瘦肉，吃时还搭配梅子干、芹菜一起吃。另外，他们吃葡萄时喜欢把葡萄皮和籽一起嚼碎吃下去，能起到降低胆固醇的作用。

从以上几点可以表明，格鲁吉亚地区百岁老人的出现不是偶然的，是自然地理环境、性格开朗、膳食营养良好、劳动等多方面综合因素所致。

3. 巴基斯坦的"香格里拉"——罕萨村

罕萨山谷位于巴基斯坦的东北部（图3），与阿富汗和我国新疆接壤，距离我国的新疆仅100公里。这是一个被崇山峻岭包围、时常云雾缭绕、终日空气新鲜的长寿村，是世界上第三个长寿之乡，是罕萨长寿人的"绿洲"。

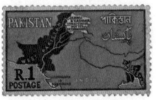

图3　罕萨山谷位于巴基斯坦的东北部（巴基斯坦）

45 000个罕萨人世代代过着"日出而作，日落而息"的农耕生活。在罕萨，当地人几乎从不患病。60岁根本不叫老人，年过八旬仍可在地里劳作，健康地活过100岁在这里并不是什么稀罕事，年逾百岁以上的有80多人，90岁以上的老人竟达数百人之多。长寿者们年迈而体不衰，个个童颜鹤发、耳聪目明，一副精神抖擞的模样。其他地区老年人所患的常见病如心血管病、糖尿病、癌症等，在这里非常少见。

罕萨人长寿驰名天下。一些专家学者纷纷前往进行考察和研究；一些旅游者、取经者到这里参观、访问，更是络绎不绝。

1933年，英国作家詹姆斯·希尔顿来到巴基斯坦的罕萨山谷，在领略了当地的风土人情后，写出了闻名世界的《失落的地平线》。在书里，他把罕萨称为"香格里拉"。

为了解开罕萨人的长寿之谜，英国研究人员罗伯特·麦卡森进行了实地考察，发现了罕萨人长寿的3个秘诀：

●**一是得天独厚的自然条件** 这个山村在海拔1 500~2 500米的山上。这种高度的地方，氧含量非常适合于人类。罕萨山谷附近有许多冰川、河流，这些水体中含有丰富的矿物质，常年饮用有利于人体健康。罕萨人在种庄稼时也用这种水进行灌溉，从来不施农药，种出来的瓜果、蔬菜特别有营养。

●**二是长寿与他们的生活方式、心理状态有关** 罕萨人都悠悠缓缓过着农耕生活，怡然自得，知足常乐。他们非常注重家庭，且有互助精神。他们生活俭朴，百岁老人都很乐观，像孩子一样喜欢嬉戏，老人们在当地受到年轻人的尊敬。古朴的生活习惯使他们远离了现代社会的恶性竞争，又为自己的长寿增加了"砝码"。

●**三是饮食上很有特点** 罕萨人膳食以植物性食物为主，喜欢吃粗制面粉做成的薄煎饼，搭配奶制品、水果、青菜、菠菜、土豆、番茄、洋葱、萝卜、薯类、芝麻等。水果代替肉类。罕萨人每天都吃杏。罕萨如果没有了杏树，就不能称其为罕萨，所以，有人把它称作"杏树为王的土地"。在夏天，杏儿成熟了，人们经常生吃，或把杏儿做成汤，或者加入冰川水做成杏汁冷饮。总之，单用杏就能做成一顿饭，罕萨人吃法很土，却很健康。

晒干的杏能存放过冬，这样，就能随时吃到了，甚至可以和雪做成冰淇淋。新鲜的杏儿富含铜、铁、钾、纤维素和胡萝卜素，晒干以后，营养价值更高。不过，营养成分更多的是在杏仁里，这是罕萨人长寿的真正秘密所在。杏仁是维生素B_{17}，也就是苦杏仁苷的最好来源，这种物质具有很强的抗癌能力。他们还喜欢适量饮用一种由葡萄、草莓、桑葚和杏酿制而成的烈酒——"罕萨之水"。

然而，罕萨的居民没有抵挡住现代膳食美味的诱惑。1978年，工程师在建造连接巴基斯坦与中国的喀喇昆仑山脉高速公路时，把罕萨山谷带到世人面前。从那时起，以前当地人闻所未闻的食物诸如薯片和白糖等开始进入并在那里畅销。当然其后果也是立竿见影的。现在他们也遭到了高血压、心脏病和癌症的袭击。

4. 解开新疆和田地区自然长寿之谜

新疆和田是"世界第四个长寿之乡"，拉依苏村也因此被世人所关注。新疆和田市于田县的拉依苏村，面积40平方公里，耕地6 000亩，共有2 400人，仅90岁以上的长寿老人就有16人。

● **独特的自然地理环境**　和田地处沙漠边缘，由于其独特的地理环境造就了其相对封闭、相对隔离的格局。住的都是土木结构的抗震安居房，该村已有80%左右的居民家中装上了程控电话。处处是树的海洋，户户掩映在绿树丛中，和田被考察人士誉为"森林公园"（图4）；当地人们所喝的水是昆仑山上积雪融化的雪水，水质很好，无污染，富含各种有益的微量元素，呈弱碱性、小分子团；空气极为新鲜，氧气充足，没有工业废气。一进拉依苏村，映入眼帘的是郁郁葱葱的绿树、金黄色的麦田、整齐的棉田，还有飘香的瓜果。

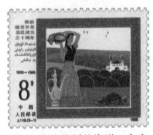

图4　处处是树的海洋，户户掩映在绿树丛中（中国）

● **长寿秘诀在于劳动一生**　长寿老人的生活十分规律，日出而作，日落而息。自然悠闲的生活习惯，让他们身体组织的修复功能保持正常状态，从而极大地消除了癌症危险。这种生活习惯，使他们在精神上十分放松，而精神作用对寿命的影响很大。在健康心理上，长寿的维吾尔族老人没有现代生活快节奏的压力，生活基本靠自然赋予，不紧张，心态平和，家庭和睦，知足常乐，没有奢求，平和的心态十分有利于长寿。

这些正是维吾尔族长寿老人给我们的重要启示。肉孜·买买提老人已有117岁，他身体健朗，还能干简单的农活。肉孜老人说，他每天天黑就睡觉，清晨鸡叫就起床。眼睛虽然花了，但每天上午还要干2个多小时的活，他还曾帮儿子在院子里种了1亩地的棉花。

●**和田人有良好的饮食习惯**　该地居民食物以谷菜为主，约占77.3%，其中谷物又以馕和馍馍为主，面食占到69.5%。小麦粉经过发酵之后其维生素、矿物质更有利于吸收；菜主要是做汤，和田人不喜欢吃过多甜食。

和田人长寿与他们饮食中重视粗细粮搭配有关。比如他们的米、面加工得都比内陆地区要粗，因此留住了更多的B族维生素和矿物质。早茶午馕晚馍馍。老人早晨和中午都要喝铜壶里面放一种多味调料烧的和田药茶，爱吃坚硬的玉米面做的馕，晚上几乎不吃东西，有的老人晚上爱吃馍馍。肉孜老人则不吃东西，他说吃了饭就睡不着觉。老人喜欢吃汤汤水水的东西。和田人不论是馅食、面条还是馕，洋葱、胡萝卜或者杏干、葡萄干、桑葚、无花果都是其中必不可少的食材，这些食材都是很好的保健食物，因此味道不错，别有风味。肉类应该只是偶尔为之。新疆的研究人员说："我们发现这里老人的粪便中双歧杆菌特别多，说明当地老人的肠胃特别好，饮食非常好。"总体来说，长寿老人的饮食都是有规律的，一般都不挑食，脂肪摄入量小，水果吃得较多。从四五月份开始，基本上是吃桑葚、杏子、核桃、无花果等水果，摄入的热量较低。饮食七分饱也是延缓衰老的一个重要原因。老人们都没有不良嗜好，不吸烟，不喝酒。

●**有长寿的遗传基因在起作用**　人们早就发现，生物的性状可以从上一代传至下一代。父母的寿命长，其子女的寿命也相对比一般人要长6~7岁，这是遗传基因的作用。当地长寿老人都有一些共同的特点：儿孙满堂一起生活。像肉孜老人已是五世同堂，一大家子相聚时有六七十人，好不热闹，所以他们的情感并不寂寞。

5. 走进神奇巴马　探索长寿奥秘

　　广西巴马瑶族自治县是世界上第五个长寿之乡，现有百岁以上老人83位，每10万人拥有百岁老人高达33人。中外研究人员从遗传、环境和饮食等诸方面对巴马的长寿问题进行了研究，发现巴马人长寿的主要因素有以下4个方面。

　　●**具有特殊的自然环境**　巴马位于广西盆地和云贵高原的斜坡地带，群山环抱，河谷秀丽，绿树成荫，植物丰富，四季常青，气候十分宜人（图5）。巴马长寿村集聚在巴盘屯，整个村落古木参天，竹林婆娑，空气新鲜。大多数老人都居住在山谷河畔，空气尤其清新，无污染。气候冬暖夏凉，年平均温度21℃左右，是天然的养生之地。那里空气中负氧离子含量每立方厘米达20 000多个，是一般平原地区的30多倍，素有"天然氧吧"之称。研究表明，负氧离子具有镇静、降压、舒张支气管平滑肌的作用，能加强肝、肾、脑和肾上腺

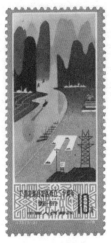

图5　河谷秀丽，绿树成荫，四季常青，气候宜人（中国）

的组织氧化功能及免疫系统的功能。这里几乎就是一个天然养生的"世外桃源"。连续3届蝉联中国十大寿星排行榜榜首的罗美珍，今年128岁，就是生活在中国著名的长寿之乡——广西巴马。巴马县境内多山，山区日照时间相对要比平原少，所以山区居民受太阳辐射的影响小，人体细胞引起早衰的情况也就比平原相对要少。据检测，发现巴马北部山区土壤中锰、锌含量极高，而铜、镉含量低。研究发现，高锰低铜的土壤分布与心血管发病率呈负相关，而锌能提高人体的免疫力。巴马的水质也很好，矿物质含量十分丰富，呈弱碱性，pH值在7.5~7.8，小分子团水，渗透性强。李时珍指出："好水是百药之王"、"好水是长寿之源"。

● **具有独特的长寿食物**　巴马人的饮食结构具有低脂肪、低动物蛋白、低热量、低盐、低糖、高维生素、高纤维素的"无低两高"特点。他们常年以玉米、大豆、薯类为主食，辅以各种新鲜蔬菜、瓜果、野菜、竹笋、香菇、木耳、植物油（火麻仁，是野茶油，不饱和脂肪酸含量最高，是世界上唯一能够溶于水的植物油）。鱼、肉、蛋、奶摄入量很少，"多吃素少吃肉"，是巴马人长寿的"传世经典"。每天只吃两顿饭，世代吃粥，堪称"粥食长寿乡"，还喜欢喝点火麻芥菜汤（当地人称之为"长寿汤"），从来不吃宵夜。但对于长寿老人的调查却表明，巴马人平均营养素的摄入量并不很低。有一瑶家同胞三姐妹都超过100岁，分别为112岁、104岁、102岁，她们三姐妹一生勤劳，还做家务，生活自理；饮食每餐两碗稀饭或一碗干饭，不吃酸辣食物，不暴饮暴食；不吸烟，不喝酒。

● **老人们生活起居规律**　坚持长期生产劳动。巴马人的居住地开门就见山，所以他们每天的基本活动就是劳动与爬山。巴马人无论何事出门都要爬山过坡，由此练就灵活的腿脚。不少百岁老人步履稳健，还在田边干活、上山砍柴。日出而作沐浴自然，日落而息享受宁静。调查表明，80%的百岁老人在百岁后仍从事家务劳动，40%还从事田间劳作。虽然居住在封闭的大山之中，生活十分清苦，但他们以苦为乐，形成了其乐融融的意境，造就了长寿基因的环境氛围。

●**老人们性格乐观开朗**　巴马老人大都开朗豪爽，或从容温和，很少见孤僻暴躁者。他们无忧无虑，淡泊名利，安于平凡，待人坦率，大多以平常心对待生死，但对待生活的态度却并不消极。无论在生产劳动或家务劳动方面，尽管年事已高还是尽可能地做事情，故很少有累赘别人的自卑感。巴马民风淳朴，素有尊老、敬老、养老的传统美德，邻里友善，互助互让，这是长寿老人心理健康的外部环境。在巴马五代同堂、六代同堂一点也不稀奇。当地有个传统，哪家的老人最长寿，就最受人们尊重。这里的长寿老人都喜欢与家人生活在一起，享受其乐融融的天伦之乐。巴马人还喜欢抒怀高歌，唱山歌这是一种独特的社交活动，能使老人心胸开阔，舒畅身心，远离忧郁和烦恼。

研究人员曾对巴马长寿老人死因进行排列，依次为慢支、肺气肿（54%）、高血压（10%）、冠心病（10%）、肺心病（8%），这与当时全国疾病谱心血管、脑血管病和肿瘤有较大的差异。

6. 世界长寿国日本的饮食之道

早在20世纪80年代，日本就被列为世界上人均寿命最长的国家之首（图6）。列在加拿大、澳大利亚之前，名列世界前茅。这与其饮食之道是分不开的。

●**饮食结构好，讲究营养摄入均衡**　饮食以大米、蔬菜、菌菇类、大豆、纳豆、芝麻、牛奶、海鱼、植物油为主，少吃

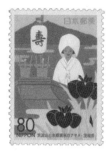

图6 世界上人均寿命最长国家之一（日本）

油腻，常吃海藻、海带、海苔。日本人每天必吃的4样菜是：深海鱼、豆腐、海带和蔬菜。京都著名的"千岁菜"，其实是各种新鲜蔬菜的大杂烩。日本人的海带被认为是长生不老的妙药，能预防肥胖、动脉硬化、高血压、心脏病。日本人的饮食习惯中有"四多"，一是多喝牛奶，牛奶是自然界中最完美的食品；二是多吃鱼肉，鱼肉的营养明显高于畜肉；三是多吃豆制品，大豆富含蛋白质，而脂肪和热量却很少；四是多吃海产品，如海藻中所含的微量元素和食物纤维是抵御高血压、糖尿病的杀手锏。

●**饮食能量低**　这种低热量、低盐、低脂肪的饮食文化对人的健康十分有益。在日本冲绳，当地居民比日本其他地方的人少摄入20%的热量，而日本人平均热量的摄入总体上又比美国人少20%。含盐量少的冲绳菜及京都菜，都称得上是名副其实的长寿菜。限制热量摄入的饮食方式可能减少人体产生的自由基在生化反应中的有害作用。而这种有害作用会损伤细胞，导致癌症、心血管等疾病。日本冲绳岛上超过百岁的长寿老人是美、英、德的4倍。

●**爱杂食不偏食**　号称世界第一长寿国的日本，也是一个传统的杂食王国，其膳食特点是食物种类多样而不偏嗜。据厚生省统计，普通日本人每天的食物，尽管数量很少，品种却花样繁多，多达20~30种，不偏食。主食、副食都用小碟、小碗盛装，花样繁多。而且，日本菜一般都很清淡，土豆、芋艿、胡萝卜、洋葱都放在水里煮一煮，外加一小盆调料，或是酱油，或是米醋，蘸着吃。日本菜很少有熏肉、炸鸡与腊味。日本人的口味是：鱼比肉好，白肉（清蒸）比红肉（红烧）好。能生吃就生吃，最多也就弄到三四成熟，而烹饪方式不过是炖一炖、

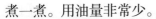

煮一煮。用油量非常少。

●**吃鱼多，是食鱼族** 日本的长寿村多在海边，海边的鱼类供应充足，是每餐不可缺少的高蛋白食物，吃鱼比吃米多。鱼类含有丰富的不饱和脂肪酸DPA（二十二碳六烯酸），可以改善记忆力和认知功能，EPA（二十碳五烯酸）可使血液不易形成血栓，具有预防卒中（中风）及心肌梗死的效果。此外，日本人喜欢吃的鳗鱼、芝麻都含丰富的维生素E，可避免不饱和脂肪酸与氧结合成有害人体的过氧化脂质。老人多吃鱼类可以延寿2年。

●**饭吃七八分饱** 俗话说："吃好吃少，七分为妙。""少吃一口，多活一日。"日本人的饭量只有中国人的一半。少食本身就是一种养生之道。日本研究人员经过长期临床观察及动物试验发现，健康人能饮食有节，自我克制。如果午餐、晚餐只吃七八成饱，能够起到预防疾病、延缓衰老、延长寿命等作用，少食可多活20年。因为饱食可以破坏菌群的平衡状态，容易引发多种疾病。而少食可以加速肠道内代谢废物的排泄，不易产生便秘。

●**茶道对促进长寿大有益处** 茶道要求精神集中及情绪控制，能促进心境祥和，是一种修身养性的措施。茶是长寿的益品。日本人平常喝的绿茶除了富含生物活性物质茶多酚、维生素C、维生素E和微量元素，也可提高身体免疫功能，增加抵抗力。

7. 2014中国十大寿星的长寿秘诀

2014年10月，中国老年学学会举办的第七届中国十大寿星排行榜揭榜仪式在北京举行。会上，中国老年学学会发布权威

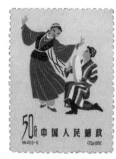

图7　能歌善舞，永葆童心的老寿星（中国）

数据显示，截至2014年6月30日，全国健在百岁老人达到58 789人，比2013年同期增加了4 623人。百岁老人中女性数量明显多于男性，占到总数的3/4；居住在乡村的明显多于居住在城镇的，占到总数的七成。

新疆疏勒县维吾尔族老人128岁女寿星阿丽米罕·色依提名列榜首。这位唱了100年情歌、经历3个世纪，依然容颜不减、歌声不断的百岁美女至今依然让人迷恋。她的长寿秘诀是：能歌善舞，永葆童心（图7），年轻时就爱唱歌跳舞，百年里一直坚持"饭后一支歌"；她起居规律，吃饭有胃口；每天散步，最爱赤脚走路；性格天真外向，很爱与人说笑；常逛街串门，邻里和睦。

名列第二的寿星也是一位维吾尔族老人。在新疆克孜河、盖孜河和吐曼河的三河冲积平原上，在古丝绸之路西北边陲重镇疏附县，隐居着一位125岁名叫迪拉热姆罕·苏力坦的老人。她的长寿秘诀是：爱睡美容觉，晚10点半准时入睡，早8点起床，中午还有午觉，午觉必须睡好，素有"睡美人"的赞誉；她爱干净，家里一尘不染，东西从不乱放；口味清淡，做菜时"惜盐如金"，顿顿吃洋葱。

千古流淌的叶尔羌河，是新疆著名的长寿河，喝了122年叶尔羌河水的维吾尔族老人图如普·艾麦提，就生活在这片土地上。他是迄今为止中国内地户籍年龄最高的男性寿星。他的长寿秘诀是：爱吃巴旦木和核桃。他80岁得子，百岁高龄还能扛着50斤大米健步如飞。他的口袋里每天都放一把巴旦木和核桃；不论家中炒什么菜，都会放西红柿，烹饪羊肉时必有洋葱；他勤快、终生热爱劳动，至今仍做喂羊、除草等农活；他脾气好，从不与人发火。

湘西古镇凤凰城，居住着一位和毛泽东同年出生，今年121岁的土家族老人田龙玉。她形象端庄、肌肤丰盈，曾做过多家机构的形象大使。她也是十大寿星中肌肤最富有弹性的老人。她的长寿秘诀是：生活规律，家族长寿。她每天只吃两顿饭，每餐非常节制，只吃七分饱；坚持爬台阶，一天要上下70多级台阶；老人头发半黑，皮肤细腻，没有一点老年斑；性格开朗，经常逛街，爱与人聊天。

在怒江、澜沧江、金沙江三江并流的云南贡山县，生活着一位喝了100多年米酒，抽了100多年旱烟的传奇人物，她就是傈僳族121岁、云南省最长寿的老人打兰弯。她的长寿秘诀是：生活就图个随心所欲。她从18岁开始，每天要喝点自家酿的米酒，不过，喝酒很节制，每天1两，遇到节日，最多2两；老人追求时髦，还有一套自己的穿衣诀窍；她心胸宽广，待人和善，从不与人吵架、闹矛盾。

"山清水秀生态美，人杰地灵气象新"。广西巴马美丽的生态环境吸引着成千上万追求长寿梦想人们的目光，而117岁的壮族老人黄乜依的生活同样充满传奇。她是当今广西最长寿的老人，名列中国十大寿星排行榜第六名。她的长寿秘诀是：不求活得久，只求活得开心。她清晨梳头，早晚拉扯耳垂，晚上揉揉耳；爱吃玉米粥，一天至少3碗；性格外向，爱聊天串门，还爱和晚辈聊以前的故事；经医生体检后发现，老人的血压、脉搏、呼吸指标，都相当于70岁的健康女性。

"两个黄鹂鸣翠柳，一行白鹭上青天。窗含西岭千秋雪，门泊东吴万里船。"自古就是颐养天年的四川，一方水土养育了付素清，她是当今四川省最长寿的老人。她的长寿秘诀是：倔强的性格，坚毅的精神。她共生育6个孩子，如今五世同堂，名下家族共有54人。她不服老，也最不喜欢别人说她老；爱吃粗粮，如红薯稀饭、玉米面糊、豆制品；手脚利索，闲不住，每天都要早起做些捆柴、除草的简单农活；心态自然，喜欢清静。

"巢湖之水天上来，浮槎山上奇石栽。岱山湖上船夫号，四顶朝霞映红海。"在美丽的安徽肥东县，生活着一位116岁的汉族老人，她就是江淮第一寿星谢运贵。她的长寿秘诀是：饮食随意，从不挑食。老寿星无儿无女，无家可归，身世成谜，一生坎坷波折，是村里的"五保老人"，如今照顾她的是毫无血缘关系的乡亲。即便如此，靠吃"百家饭"，依赖邻里乡亲的帮助和爱心，老人虽已失语却依旧高龄。

红水河，一条神奇的长寿河。在600多公里的流域中分布着上林、东兰、巴马、凤山等中国最大的长寿之乡集群，广西都安县116岁瑶族老人罗乜昌就世代居住在这里。她的长寿秘诀是：心态平和，子孙孝顺。她善良温和，乐于助人，爱帮助人，在村里有很好的口碑；五世同堂，膝下子孙共有152人，家庭和睦；她饮食清淡，主要以玉米粥、青菜为食；她勤劳，爱做家务，每天饭后坚持散步；老人体格强壮，很少患病，也没有住过医院。

本溪，中国枫叶之都。"关门山上层尽染，枫叶荻花美家园。"在这座历史悠久、魅力四射的花园城市中，生活着一位115岁的汉族老人，她就是迄今东三省最长寿的老人曾张氏，名列第七届中国十大寿星排行榜第十名。她的长寿秘诀是：心宽，凡事想得开。她偏好粗粮，口味清淡，每顿七分饱，不吃零食；不发脾气，从不抱怨，崇尚乐善好施，积德行善；儿孙满堂，和睦孝顺。

8. 沪上第一男女寿星的长寿经

由上海市老年学学会主办的2014年上海市十大寿星评选活

动发布会上，上海市十大男女寿星揭晓。115岁的李素清老太蝉联沪上第一寿星的称号，而最高龄男寿星则是112岁的秦茂堂。他们的长寿经是值得借鉴的。

●115岁的沪上第一女老寿星　上海滩上最年长的寿星是115岁的李素清老太太。她于1899年1月14日生于辽宁省葫芦岛，年轻时是个农民，干活是个好把式，家务事一个人撑起来。1975年才随女儿、女婿来到上海定居。目前，是上海最长寿之星，年龄跨越了3个世纪，活得很健旺，她是当之无愧申城"第一人瑞"。

●长寿基因起作用　除了自身保养好及心态好，老寿星笑称遗传基因也起到一定作用。原来，李素清的母亲享年94岁仙逝，弟弟享年98岁。寿星的家在浦东新区陆家嘴街道，二室一厅四世同堂，拥挤却还融洽。寿星与女儿、女婿同住一室。

女儿贴身照顾49年，要和老妈一起变老。

●健康的生活习惯　老人每天的吃饭问题是"头等大事"，她给自己制订了"一多三少二增加"的饮食原则：一多是多喝水；三少是烹饪少油、少盐、少糖，二增加是增加新鲜水果与蔬菜的摄入量，增加杂粮的摄入量。老人生活在葫芦岛时是吸烟的，自70岁戒了烟，从此再也没有复吸过。老人还十分注意冷暖，每天都关注天气预报，了解天气的变化，随时增添或减少衣服。每天要上下身擦洗一遍，老人不怕冷，就怕脏，爱干净。

●心胸开阔又坦荡　老人心胸开阔坦荡，没有愁心事。她的兴趣是看报、看电视少儿节目，喜欢卡通娃娃、毛绒玩具（图8）、绣花，爱吃大闸蟹肉，高兴时背几句《百家姓》。她待人和气，爱与人交流，性格乐

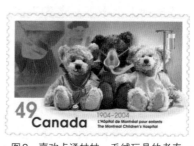

图8　喜欢卡通娃娃、毛绒玩具的老寿星（加拿大）

观开朗，整天乐呵呵的，以笑待人。即使遇到不开心的事，她从来不把烦恼忧愁带到明天，无穷无尽地继续下去，会影响健康。老人心中明白，自己的长寿得益于平时的劳动和吃苦耐劳。老人富有爱心，2008年四川汶川发生大地震，她悄悄走到居委会捐了100元。每逢春节她也主动解囊捐款。她认为，帮助困难者，人人有责。

●**坚持劳动闲不住** 李素清虽已高龄，但思维清晰、记忆力好，"闲不住"反映了她的生活个性。她没有"三高"病史，她的筋骨很好，能自如地走路，从来没坐过轮椅，内脏也无多大毛病，头发这几年转黑了，体检发现她的心脏与50岁的人差不多。这与她长年来坚持劳动不无关系。至今，她还抢着帮忙做家务，样样干得挺利索。老人更喜欢到处走走看看。上海很多有名的景点，她一个都没有拉下，近的像八佰伴、世纪公园，稍远的像东方明珠、金茂大厦，她都去过。

●**112岁的沪上第一男老寿星** 沪上第一男寿星是居住在普陀区真如镇的秦茂堂老先生，他已连续3届荣获"上海市十大寿星"称号。他1902年4月出生于江苏无锡，十来岁时只身到上海学生意，后来自己开了一家裁缝店，做起了小老板，生意蛮好。公私合营时进入上海一家服装厂，在门市部做服装销售工作，直到退休。

面色红润眼不花：秦老先生家居住在5楼，他每天要多次从楼梯上上下下。老先生面色红润，双眼炯炯有神，眼也不花，看上去顶多80岁左右，毫无老态龙钟之态。

喜爱国粹嘎讪胡：秦老先生平时心态平和，与世无争，脸上总是笑嘻嘻的，讲话轻声静气。他喜欢用上海话与左邻右舍嘎讪胡，爱看京剧、历史剧、古装戏。谈到高兴处，他会兴高采烈，眉飞色舞，开怀大笑。

生活规律不变更：他的生活有点像时钟，走得十分标准，

很有规律。早上6点起床，先吃早茶，有饼干、点心，8点早餐，中餐后要午睡1小时，晚餐后看看电视，晚上7点一定要洗个澡，8点上床睡觉。这样的生活规律，一年四季雷打不动。

子女孝顺照顾好：平时，家里子女送的补品和点心，常年不断，自己吃不完，他就分给邻里的小孩吃。日常护理老人的是他的三女儿，她说："父母的养育之恩不能忘。父母老了，小辈理当照顾，因为老人的今天，就是我们的明天！"

 ## 9.自幼多病的百岁寿星孙思邈

孙思邈是唐代著名的医药学家（581—682）（图9，中国），也是中国乃至世界史上著名的医学家和药物学家，被誉为药王，许多华人奉之为医神。他医术精湛，医德高尚，有巨著《千金要方》，对养生保健有深邃的研究阐述。孙思邈把养生称为"养性"，是指养成良好的卫生习惯，以求"内外病悉皆不生"，只要保养身体得法，就能延长人的寿命。他是我国7世纪以前一位长寿养生家。

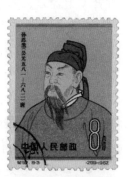

图9　中国乃至世界著名医学家、药物学家孙思邈（中国）

孙思邈生于陕西耀县农村，那里山峦重叠，属黄土高原地区。他讲究居处环境，居住在"人野相近"之处，也就是我们今天所说的城乡结合部是理想的居所。那里空气质量和环境景色都比较好，适宜休息安养，修身养性。

谈起孙思邈的年寿，史书多有不同记载，他至少活了101岁，也有说他活了120多岁、130多岁、140多岁，甚至150多岁的。就算孙思邈只活了102岁，这在当时来说，实属非常难得之高寿了。

也许有人会想，孙思邈肯定素来身体健壮，不然他怎么会长寿呢？其实恰恰相反，他从小体弱多病，饱尝疾病折磨，经常患风寒感冒及其他各种疾病，无数次地到医生家去请求诊治，吃过许多的汤药，家里为给他看病吃药，务农的双亲不堪重负，把钱都花光了。他从18岁起就立志学医，长大行医，同时努力钻研颐养之道。为此，曾不断有人问他讨教长寿的奥秘，他总是笑着说："四体勤奋，每天劳动，行医看病，上山采药，节制饮食，细嚼慢咽"。他认为，一个人的寿命的长短，不是命里注定的，而是完全取决于个人是否爱惜和善于调养。从孙思邈所著《千金方》书中可知，他主要的养生要点是：

●**首要节护精气神** 他将人体比喻一盏灯，精气神喻作灯中的油膏，生命活动如同灯火之辉煌。若灯芯用"大炷"，则油尽灯熄较快，人的寿命即短；若灯芯用"小炷"，则油尽灯熄较慢，人的寿命自长。如对房事要有节制，千万不要贪图性生活的欢乐，就是着眼于节护"灯"中之"油膏"。只有清心少欲，才能气血生化，延年益寿。

●**"四少"乃是神仙诀** 孙思邈虽先天不足，但他后天善于调摄与加强锻炼，还创造了一套简易的养生之法："口中言少，心中事少，腹里食少，自然睡少，依次四少，神仙快了。"这个"神仙诀"道出了最简单易行的养生道理。少说话，以防损伤肺气；少思虑，避免气机郁结；少吃点，避免心气不足；少赖床，以防气血不畅。

●**饮食清淡有节制** 他指出，老人肠胃皮薄，若贪食过多，必然不消化；饮食的荤素、时间的间隔、食量的大小都以"均"字为准则；要求老人常吃清淡之食，并要细嚼慢咽。食毕出庭散步五六十至一二百步。老人宜少吃，一切肥腻食物、大咸重盐食品、白酒等，不要贪求口福。

●**劳动运动要适度**　他指出，"养性之道，常欲小劳。"老人要做轻微体力劳动，有益于身体健康。每日出门行二三里地，闲暇之时，自种枸杞、百合、甘菊等，要适量运动。

●**生活习惯要良好**　他指出要非常注意服装的整洁，要勤洗澡，身体要清洁；不要蒙头睡觉；一切肉食一定要新鲜，并烧熟煮透；饭后要漱口，以保护牙齿。

在养生方面，孙思邈认为，养生必须从生活细节做起，每个细节做好了，每个细节都向积极的方面调整，才能保证健康。正因为如此，孙思邈至90岁仍"视听不衰，神采甚茂"。虽年逾百岁，依然鹤发童颜，神采奕奕，身强体健。

 10. 苏东坡乐观豁达养生有术

苏轼（1037—1101），号东坡，今四川眉山人，北宋文豪，"唐宋八大家"之一，堪称文坛魁首（图10，中国）。苏东坡其诗、词、赋、散文，均成就极高，且善书法和绘画，是中国文学艺术史上罕见的全才，也是中国数千年历史上被公认的文学艺术造诣最杰出的大家之一，可谓家喻户晓。其散文与欧阳修并称欧苏；诗与黄庭坚并称苏黄，又与陆游并称苏陆；词与辛弃疾并称苏辛；其画则开创了湖州画派。现存诗3 900余首。苏东坡还热爱中医中药，潜心研习，造诣较高，对养生之道尤有心得，著有《东坡养生集》。但这位养生专家在医学上的贡献和作为却少为人知晓。他享寿64岁，这在人生

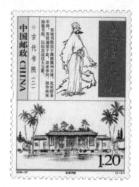

图10　邮票上部有苏东坡的潇洒形象（中国）

七十古来稀的古代算是高寿了，这与他善于养生，深知减压养生之道，注重保健，是密不可分的。

苏东坡一生仕途坎坷，在政治上屡受挫折，屡遭贬谪，几起几落，被奸臣诬陷，锒铛入狱，险遭不测，历尽磨炼。而他却处事达观，淡泊名利，随遇而安，面对恶劣的处境，能始终保持乐观、开朗、豁达、大度、恬适的心境，随时从艰苦的孤寂的生活中寻找出高雅的情趣，调整心态平衡，并寄情画山水，写出了许多脍炙人口的好诗。每每"捧腹而笑"，还常与人开点小玩笑，他的诗篇中风趣诙谐之作不少。

一次，朋友张鹗来求东坡的墨宝，张鹗希望他最好写一点关于养生方面的内容。东坡考虑后写道："一曰无事以当贵，二曰早寝以当富，三曰安步以当车，四曰晚食以当肉。"然后解释说：首句是指人不要把功名利禄、荣辱过失考虑得太多，如能在情志上任性逍遥，随遇而安，无事以求，这比大贵更能使人终其天年；第二句指早睡早起对老年人来说，比获得任何财富更加富贵；第三句指人莫过于讲求安逸、肢体不劳，而应多以步行来代骑马乘车，多动才可强健肢体，通畅气血；第四句是指人应该做到已饥方食，未饱即止，代替对美肉佳肴的贪吃无厌。一席话，说得张鹗不住点头称是。

苏东坡主张少食、素食、食有节度，这样可以"宽胃以养气"。他平时所食，每餐是一荤一素一汤，从不暴饮暴食。他写过一首诗，它的意思是：吃饭可以没有肉，但居处周围不可没有竹。不吃肉可能让人变瘦，但住处周围没有竹却使人卑俗。人瘦经调养可以再发胖，人若卑俗了却难有药可医。有人笑他说这些话是高傲又似痴呆。他却认为，人们如果一味快意吃肉，世间哪有人能骑鹤升仙呢？

苏东坡生性乐观，常以"安分以养福"、"无事以当贵"自慰。他说人生在世，不必追求功名利禄，不要留恋官位权势，不宜看重荣辱得失。如果贪欲无度，永无满足之时，便会亏损心神，耗伤气血，妨碍健康。他的脍炙人口的名句："月有阴晴圆缺，人有旦夕祸福，此事古难全。"提醒我们，世上的事没有一成不变的，任何事都有它的两面性，好事可以引出坏的结果，坏事也可引出好的结果；人不论处于顺境还是逆境，都要看到另一面，就像天空中的月圆月缺一样，是一种自然的必然、必然的自然。要认识到生活并不完美，所以别对人和事要求太高。这样才能承受生活的变化，给自己更多的希望和信心，快乐也会多一点。

苏东坡告诫人们不要贪图安逸，久坐不动，应多走路跑动。他喜欢爬山，既可锻炼腰腿、强身壮骨，又能陶冶性情、清除心中杂念。他还爱在庭院中抚花弄草，经常劳动，辛勤种植。他每天定时散步，称"散步可令腹空"，有助于消化。另一方面，他还坚持练静坐功、练叩齿；梳发百余次，梳得头脑清醒，也梳得筋骨越来越强健。他一生酷爱研读中医药书籍，常每到一处，都爱与当地名医结交友谊，探讨防治疾病的方法及养生之道。他为官一方，关心民生，特别注重贫苦百姓的疾苦，常向他们义诊送药，如遇疫病流行，则大力救治，故百姓口碑极佳。

11. 借鉴刘姥姥的长寿之道

在《红楼梦》这本文学巨著里的几百个人物中，你知道谁活的岁数最大吗？是一位不太惹人注目的农村妇女，曾经三进大观园的刘姥姥（图11）。她比贾母大3岁，当贾母辞世时，她仍健在，至少活了85岁。贾府的豪门权贵们物质生活条件优越，却大都成了短命鬼；而粗茶淡饭、终日劳作的村妇刘姥姥却夺

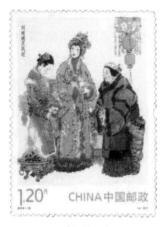

图11　在《红楼梦》这本文学巨著里最长寿的是刘姥姥(中国)

了"长寿桂冠"。在平均寿命只有30多岁的清代，就称得上是长寿者了。

像刘姥姥这类文学形象因来源于生活，有其可信性和代表性，很有参考价值。刘姥姥这个贫苦老太太的长寿经验，够我们琢磨一辈子的。分析起来，其长寿也可以找到几个重要的原因。学习刘姥姥的乐观心态，知足常乐，就会长寿。

一是刘姥姥有一个好心态，她心胸宽阔，精神乐观，性格开朗，她诙谐、活泼，有时天真得像个顽童。她是贾府的一个偏远的乡下穷亲戚，但她并不自卑，我行我素，不怨天尤人。她有一种不与自己较劲、不与他人较劲、不与自然较劲的良好心态。她是一个认命的人，上天不让她富裕，她不与老天爷抗争。她与世无争，艰难度日，随遇而安。她这种乐观的个性，帮助她走过了艰难、坎坷的漫长人生路，日子虽苦犹甜。后来，刘姥姥自告奋勇前往荣国府，能"拉到赞助"呢，全家受益；不能呢，只当去大地方逛逛，顺其自然。在她第二次进大观园，在贾母分餐宴上，她搞笑地说："老刘，老刘，食量大似牛，吃一个老母猪不抬头。"大智若愚般的自嘲，逗得众人捧腹大笑，逗大家开心，有人喷饭，有人笑弯了腰，有人叫揉肚子。有一次，凤姐在她头上插满了各式各样的花，旁人说把她打扮成了老妖精，她却笑着自称老风流。即使凤姐、鸳鸯等人拿她取笑开涮，她仍然豁达地说："咱们哄着老太太开个心儿，有什么可恼的！""享受"时，刘姥姥满口感恩之词。游玩大观园那回，刘姥姥看了许多原先不曾看到的好地方、好东西，她一概称赞不已。目睹巨大的贫富悬殊，并没有让她对

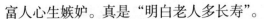

富人心生嫉妒。真是"明白老人多长寿"。

二是刘姥姥长期生活在乡野，环境幽静，充足的阳光，少污染，呼吸着清新的空气。当代的老寿星在乡间者明显比在城市多，世界上几个著名的长寿之乡都在农村和偏僻的山区，证实环境与健康长寿密切相关。

三是刘姥姥是个勤奋的劳动者。她日出而作，日落而息，生活很有规律。作为一个贫苦的农家妇女，丈夫死了，又没有儿子，她从青年时代起就寡居，靠着吃苦耐劳的精神、乐知天命的性格，独自担当起了持家育女的重任。刘姥姥终年不是下田做农活，就是在家忙家务。她在艰难困苦中带大了女儿，直到八旬高龄仍帮助女儿、女婿干活。劳动本身对身体是种极好的锻炼，可以增强心、肺、肾、肌肉、大脑等多种器官的功能，使体质健壮，提高免疫力，筋骨比较硬朗，思维敏捷，不易生病。长年不息的劳作应是其长寿的原因之一。

四是刘姥姥平素饮食清淡、粗茶淡饭，所吃食品以五谷杂粮为主，保留了应有的营养成分，如维生素、矿物质、微量元素等，脂肪成分相对少，减少了高血压、高血脂、脑卒中、糖尿病等"富贵病"的发病机会。相反，贾府中的贵人们整日养尊处优，花天酒地，食不厌精，一道菜有时要花几十道工序，使食品中的营养丧失殆尽。尽管想尽办法吃补品，尝遍这丸那丹，最终也难逃脱短寿的命运。

今天的老人很重视精神生活，只要自己去寻找，开心快乐的事情就会很多，就能实现老有所乐，乐在心中求，寿在乐中求。

12. 邓小平是健康老人的楷模

从1904年8月22日出生，到1997年仙逝，邓小平同志享

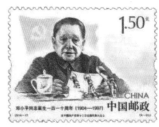

图12　小平同志是健康老人的楷模（中国）

年93岁（图12）。在我国领导人中，邓小平是属于高寿的。这在全世界伟人中并不多见。他75岁高龄时健步登上黄山，80多岁时还能在大海中畅游1个多小时。他在健身养生上堪为人们的模范，他是健康老人的楷模。

邓小平同志曾经在政治上"三起三落"，几多磨难，曾被遣送到南昌步兵学校的所在地望城岗。岗子上有一座将军楼，65岁的邓小平在这座楼中度过了3年的监禁和劳作岁月。期间，邓小平坚持天天走路，不论数九寒天，还是烈日炎炎，从不间断，在将军楼的周围走出了一条清晰可辨的小路。他本人惨遭迫害，家庭也受到连累。在逆境中，他不怨天尤人，照常工作、睡觉、吃饭，遵守生活规律，重视天伦之乐，喜欢和家人在一起，疼爱儿孙，爱逗小孩，健康的身体没有受到损害，这是与他良好的心理素质分不开的。他一生乐观、开朗、豁达，宠辱不惊，很少愁眉苦脸。这是他能在纷繁复杂的政治斗争中躲过政治风暴、昂然挺立起来的一个重要原因。

● **乐观豁达**　小平同志谈到自己养生的秘诀时说："我一向乐观，天塌下来，我也不怕，因为有高个子顶着。"这是邓小平的隽永妙语，广为传诵。1984年10月11日，原联邦德国总理科尔请教小平同志"长寿秘诀"时，他给予如此答复。"我10年来没得过几次感冒，原因之一是每天早晨都用冷水洗澡。"这是小平同志接见新西兰总理朗伊时说的。美国电视记者华莱士问邓小平每天工作多长时间，他回答："2小时。"邓小平办事效率很高，一般在上午10点左右就将重要文件处理完毕。之后，如果没有会议或外事活动，就坐在沙发上看看书报，打打桥牌。

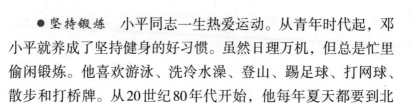

● **坚持锻炼**　小平同志一生热爱运动。从青年时代起，邓小平就养成了坚持健身的好习惯。虽然日理万机，但总是忙里偷闲锻炼。他喜欢游泳、洗冷水澡、登山、踢足球、打网球、散步和打桥牌。从20世纪80年代开始，他每年夏天都要到北戴河游泳，即便到了80多岁高龄，他也要在海中游上1小时。退休后他每天都要围着院子的外圈走上18圈。

● **勤于动脑**　周末他常与一些老朋友玩桥牌，有时还到人民大会堂参加桥牌比赛，活跃活跃大脑。他曾自豪地说："我用桥牌来训练脑筋……我能打桥牌证明我脑筋还清楚，打桥牌是一种最好的头脑休整。"他认为打桥牌是管理国家大事之余最理想的消遣活动。运动锻炼了他的身体，延缓了他的衰老。桥牌锻炼了他的大脑，推迟了脑细胞的老化。正像他的一位保健医生郭勤英所说：邓小平同志之所以高寿，这是与他掌握健康的宝典是分不开的。

● **合理膳食**　小平同志的饮食习惯很有规律。早餐8点半，午餐12点，晚餐6点半，几十年不变。他早餐爱吃鸡蛋、馒头、稀饭、泡菜；午餐和晚餐常是两素一荤一汤。最爱吃四川家乡风味菜肴。邓小平爱喝绿茶。他杯子里的茶叶放得很多，待全泡开，要占杯子的三分之二。他还喜欢喝米酒，饮酒前，先吃些菜肴，避免酒对胃黏膜的刺激。

● **毅然戒烟**　难能可贵的是小平同志的戒烟毅力。他有50多年烟龄。在1988年第七届全国人大的会议上，主持大会的宋平转交给小平同志一张小纸条，"请小平同志在主席台上不要吸烟。"小平看了看，笑着赶快把正在吸着的烟熄灭了，此后，再也没有在主席台上吸烟。这是一个最出名的段子。1989年，当保健医生提醒他吸烟对逐步减退的肺功能有害处，可能危及健康时，邓小平出于健康的考虑毅然把烟彻底戒了。刚开始的时候，烟瘾上来了，他就吃鱼皮花生，以转移注意力。一天，两天，两个月……他逐渐把烟戒掉了，烟盒里还剩下了3支烟。工作人员将这3支烟收藏起来，作为文物捐献了出来。在邓小平故居陈列室有3支"熊猫"牌香烟，这就是邓小平戒烟后剩下来，被身边工作人员珍藏起来的。

平时，每次医生来为他做身体例行检查，他都积极给予配合。平时服什么药，他都遵医所嘱，从不自作主张。由于邓小平养成了健身健脑的良好习惯，所以直到90多岁，依然身体康健，精力充沛，思想敏锐。

 ## 13.陈云的养生之道"四字诀"

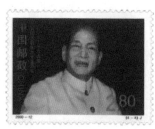

图13　陈云同志坚持"食、戒、练、艺"的养生之道（中国）

陈云同志是中国共产党元老，是我国第一代党和国家领导人、杰出的革命家、政治家（1905~1995）（图13）。陈云同志早年营养不良、体弱多病，他比喻自己是"木炭汽车"（不用汽油而用木炭的汽车，很容易抛锚），冬季经常患感冒。他身体好转是在新中国成立后，苏联保健医生建议他吃奶油，也就是奶皮子，是他家里自己做的。吃了1年多，身体明显强壮了，感冒也少了。陈云同志曾先后患过冠心病、直肠癌与帕金森症等疾患，但他却以病弱之躯活到91岁，不得不让世人为之惊叹。当他寿高91岁时，依然神采奕奕，思维敏捷。

陈云的养生之道大致可以归纳为"食、练、戒、艺"四字诀。

●**食：饮食定时定量，讲究营养平衡**

在20世纪60年代以前，他有喝牛奶的习惯，从70年代以后，改用自家加工制作浓度标准的豆浆。豆制品和豆浆是陈云名副其实的家常菜，皆富含各种维生素和各种微量元素，而且不含胆固醇，很适合老年人的健康需要。可预防老年骨质疏松，延缓皮肤衰老，调节神经，不致疲倦。

他每周的食谱全由其夫人于若木教授安排。早餐：一碗豆浆，一碗稀饭，两片面包，一个煮核桃仁；午餐：一荤一素（动物蛋白70克），二两米饭；晚餐：一荤一素，米饭75克，豆腐约100克，蔬菜约150克，一碗素汤。他素菜的花样很多，每天三餐不重样。他荤菜的花样也常变化，每两天尽量不重复。每顿都把所有的饭菜吃光，连汤都喝得干干净净。陈云的夫人于若木，是著名的营养学家，原是中共中央书记处研究室科技组顾问，她对提高人民身体素质、加强营养与膳食结构特别关心。于若木为了让陈云的饮食定量，自己动手，用硬纸板做了一只容量一两、另一只容量二两半的量米容器，还自制了一只量水的量杯。这样，每次做饭，既定量又质软合口。他夫人还在平时叮嘱他减少不必要的应酬，避免了其精气神的不必要的消耗。

●练：坚持锻炼身体

当年，毛泽东同志建议陈云洗冷水浴健身，并告诉他："擦一二年可收大效。"从此，陈云长期坚持冷水擦身达26年，很少间断。冷水浴一般是指用10~20℃之间的冷水洗澡，可以促进皮肤新陈代谢、提高血管的承受能力，还能预防上呼吸道感染、风湿病、关节炎等。陈云晚年在庭院散步时，手里始终捏着两只核桃，这是他健身的一种方式。他夫人说，用核桃健身是保健医生提议的，之前他曾用过玉石、不锈钢等制作的球，但分量较重，而核桃比较轻，不带杂质，价格低廉。他一练就是20年。

●戒：勇于戒嗜好

1952年，陈云开始戒烟。戒烟后，他的体重增加了，不像以前那样怕冷了，身体也比过去好了。有研究表明，戒烟3个月后，肺功能将得到明显改善；戒烟半年后，气短、咳嗽等症状减少；戒烟1年后，心肌梗死的发生风险可下降50%；戒烟10年后，患肺癌的风险下降50%。

艺：艺术冶情操

陈云80岁开始，坚持每天上午站着，手腕悬空用毛笔练大字，一直练到90岁。练习书法体现了形神共养的统一性。他经常写的一个条幅是："个人名利淡如水，党的利益重如山。"可以说几十年如一日，身体力行。他是一个高尚、正直的人。他多才多艺，会吹箫、吹笛，也会拉二胡。他还喜欢评弹，自称听评弹是他的"半个大夫"。人处在优美悦耳的音乐环境之中，可以改善神经系统、心血管系统、内分泌系统和消化系统的功能。

14. 臧克家的六字长寿歌诀

著名诗人臧克家（1905~2004），是诗坛泰斗、著名作家，曾任《诗刊》的主编，被誉为"农民诗人"。他的文学活动长达70余年，著有《臧克家全集》12卷，他曾获"中国诗人奖——终身成就奖"。他曾在接受记者采访时，把自己的长寿之道归结为一首六字歌诀："思想大门洞开，情绪轻松愉快，锻炼营养药物，健康恢复快哉！"这是他几十年来与疾病斗争的真实写照，也是他养生经验的总结。

●思想大门洞开　用臧老的话说，做人首先要认清人生的意义在于"情愿作野草，等着地下的火烧"。"树立正确的人生观，正确地看待生死的问题，才能身心两健，长寿延年"。几十年来，无论坎坷和辉煌，他都能做到泰然处之、宠辱不惊。臧老待人

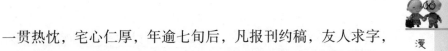

一贯热忱，宅心仁厚，年逾七旬后，凡报刊约稿，友人求字，知音来访……只要时间精力允许，无不热忱以应而乐在其中。在九旬高龄，读书、看报、写信、伏案写作是臧老每天必做的事情。他对攀登生命高峰充满信心，"满目春光人未老"，臧克家是那样坦诚，那样热情，年虽近百，仍热爱生活，这确实令人敬慕。

●**情绪轻松愉快**　用臧老的话来解释："人活在世上，难免有磕磕碰碰的事情，心理觉得不平衡。多年的经验告诉我，应以理胜情。在任何情况下，都要以乐观的精神处之，使情绪轻松愉快，只有如此，才能健身。"臧克家始终保持着一颗赤子之心，开朗性格和勤奋工作是他健康长寿的秘诀。臧老闲暇时弄弄花、扫扫地、喂喂麻雀（图14），收藏友人墨迹，从事轻体力劳动，还与小外孙一起玩。他与孩子们在一起，有说有笑。臧老的心情始终快乐。他在散文《我和孩子》中写道："我喜欢这许许多多的小朋友，自己好似也变成了他们当中的一个，仍是一颗童心。"臧老还善于在散步时为自己营造一种诗情画意、朝气蓬勃的氛围。他曾在一篇散文中这样描写晨练时的情景："大清早，长巷空空，柏油马路，还在舒坦做梦。我独个儿，呼吸着鲜美的空气，如饮醇醪。高伸长臂，东向散步，大红太阳，满面笑容，彼此问好；倒回头来，满月西下，似恋不舍。诗词名作，兜上心来，低吟朗读，自我欣赏。这时间，200米之内，竟成为我一个人的天下。"在这样的意境里锻炼，谁能不陶醉其中呢？

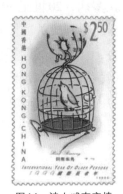

图14　诗人臧克家情绪轻松愉快（中国香港）

●**锻炼营养药物**　臧老每天早晨约6点钟醒来，便在床上做一套自己独创的按摩拍打"功"，起床后还要打拳、深呼吸、散步等一系列活动。散步，是他根据自己的身体情况选择的好方式，每天散步两小时，60余年持之以恒，风雨无阻，从不改变。臧老的饮食崇尚清淡，对饭店那种浓烈的美味佳肴，可避则避。他不愿到外边吃饭，有时候外出开会，大家到饭店就餐，他宁愿自己一个人回家吃。作为山东人，臧老爱吃"老四样"，即大葱、大蒜、咸菜和花生米。他曾笑言："大葱大蒜不但好吃，还能防病，吃了不容易感冒。"一日三餐，荤素搭配，能满足身体需要就可以，从不大吃大喝。他认为"过食伤身"是古人很好的经验总结，所以他每餐总是适可而止，从不过食。臧老每天晚上要喝一碗杂粮粥，大米、小米、红豆、黑米各抓一把，夏天加绿豆，冬天加红枣。臧老坚持不吸烟，不喝酒，不打麻将，至于补品，更是从不吃的。他很强调有病早治，遵从医生嘱咐，按时服药，争取早日康复，就是最好的保健措施。

●健康恢复快哉　臧克家的健康长寿，并不是来自良好的遗传基因。他的父母都在30多岁病故了，臧克家从青年时代起就多病，20世纪50年代末的一场大病之后，正值壮年的他竟虚弱得到机关二楼开会还要乘电梯。但是臧克家却以顽强的毅力，一次次战胜了病魔。通过在江南5年的劳动锻炼，体质大增，他能一口气登上5层楼房。上午散步锻炼，下午看书、写稿、为人写字、题写书名等。这样一安排，收到了体脑并用、动静结合、平衡身心的效果。乐观豁达、精神不老的他，度过了99个春秋。

 ## 15. 坦然和健身是马寅初的长寿良药

马寅初（1882~1982）浙江嵊县人，是中国近代史上著名的经济学家、教育学家、人口学家。早年留学美国，获双博士学位。回国后曾任浙江大学、北京大学校长。他曾获首届中华人口奖"特别荣誉奖"，素有"中国人口学第一人"之称，在逆境中享年100岁。

马寅初大半生历尽坎坷，饱经风霜。20世纪50年代，曾因发表《新人口论》，最早提出节制生育，是第一个提出计划生育的人，但却遭到批判。1962年被迫辞职，在北京寓所隐居。马老身处逆境，却能心境开阔，情绪良好，保持乐观，心态从容平和，不为名利所累，始终微笑看待世态炎凉，坦荡面对宦海沉浮。他在坚持"新人口论"学术斗争中，坚信自己的观点正确，力战对手。尤其可贵的是，在那样孤立艰难之时，仍然埋头钻研"新人口论"。

"文革"期间，家人陪他去看大字报，每次看完大字报或参加批判会回家后，他照样嘻嘻哈哈，有说有笑。就是在这样的逆境中，他依然襟怀坦荡，泰然处之。几十年来，不管政治风云如何变幻，他都"巍然不动"，遵循不变。每天白天工作，晚上学习，晨起锻炼，睡觉前洗个冷热水澡，一日三餐按时进食，从不讲究，从不挑食，也不吃补品。他经常性的饮料就是一杯冷开水，平时不抽烟，不饮酒，只吃热汤热饭，每顿吃八九分饱。还每周安排一天不吃饭菜，只吃水果。

他认为崇高的信仰、钢铁的意志、大海的胸怀是一个人生命力的基础。后来他也经受过许多病痛的折磨，但仍使自己的生命达至天年。在他百岁寿宴时，他仍是精神矍铄，满面红光，这在高级知识分子之中，可说是罕见的。马老之所以能如此超然洒脱而成为长寿者，也与他有着强健的体质和精神支撑其人生有很大的关系。

马寅初坚持运动健体强身，70余年从不怠懈。他早年在美国读书时体质较弱，在耶鲁大学求学期间，有幸结识了一位93岁但鹤发童颜的医生，其长寿秘诀是几十年的热冷水浴。从此马寅初也坚持热冷水交替洗浴，先热后冷，热冷交替，这样的锻炼四季不断，数十年如一日，达到40多年之久。这样的锻炼促进了血脉流通、新陈代谢，并延缓了血管的老化。马老称它为"长寿洗澡法"，有预防高血压、冠心病和脑卒中等功用。

马寅初另一个健体之道就是登山。20世纪40年代，他曾被软禁在重庆歌乐山。他每天攀登其主峰云顶寺，上下往返10多里，只需1小时。他80岁以前一直都以小跑的步速登山。1957年，马寅初因"新人口论"受到批判后赋闲在家，常带家人去京郊各处爬山，如颐和园的万寿山（图15，中国）、香山，乐此不疲。60年代每天坚持走完3 000米。1969年，87岁的马老右腿突然瘫痪，后来左腿也瘫痪了，于是就坐在轮椅上活动手臂。1972年，马老被确诊为直肠癌，此时他已91岁高龄，但是他经过2次手术治疗后，竟然躲过生死一劫，康复无恙。医生说这是马老几十年来的运动为克服癌症储备了良好的、巨大的体能。在他生命的最后10年，癌细胞都没有发生恶化和转移，这不能不说是个奇迹。

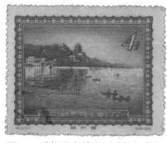

图15　爱好登山健身运动的马寅初先生（中国）

马老是长寿的，他的长寿极为可贵。在晚年，他以超人的智慧和为真理而求学的精神，为世界上一个人口最多的国家提出了经济发展与人口关系的最精辟的预见。虽然他的理论在当时没有得以实施，我们的民族和国家也曾为此付出了沉重的代价。"错批一人，多生几亿"。1980年当时的副总理陈慕华说："50年代马老的意见如被采纳，现在10亿人口的中国人口，也许只有7亿5千万。"

16. 陈立夫带着糖尿病活过百岁

　　陈立夫（1899~2001），别名祖燕，浙江吴兴人。曾留学美国，以国民党元老名世，曾任蒋介石机要秘书、国民党组织部长、国民政府教育部部长等要职，一生经历风雨。1949~1968年曾定居美国，到晚年仍然耳聪目明、思维敏捷，从事中华传统文化和中医中药的研究，享年102岁。陈立夫老先生的养生之道，成为海峡两岸同胞传习的热门话题。

　　陈立夫认为，长寿首先要有先天的禀赋。先天的禀赋，人人不同，而最可贵者，他则具有4种：一是他能熟睡，一睡下去，不到几分钟，就能睡着，而且睡得很熟。其夫人孙禄卿女士说他有这好福气。二是他不发脾气，他每次遇到困难，往往只怪自己，不怪人家，所以不会发脾气，更不会因此和人家冲突。三是他记忆力强，他小时候上学就以记忆力强胜同学，一本《孟子》，别人需要半个月才能背出，他则只需三四天。四是有恒心，每天他上学第一个到，写文章也要及早交卷，名列第一。后来进中学，数学总是交卷最快，经常可得满分，都能持之以恒。

　　自1958年起，陈立夫即患糖尿病，亦曾因胆结石及膀胱结石动过外科手术。在83岁时，发现患有恶性肿瘤。然而他遇事不慌，以顽强毅力，采用中医中药、气功和西医药的综合治疗，获得痊愈。其他的病亦曾生过，居然能活过百岁，不亦乐乎。他认为，后天的保养是长寿的关键。

　　1989年，在90寿宴上，陈立夫曾总结过长寿"四老32字诀"。即"老健：养身在动，养心在静，老人最重要的是身心健康，活得有朝气。老伴：爱其所同，敬其所异，老伴之间，和顺相处，脾胃健运，心情舒畅，互敬互爱（图16），必能增寿健身。老友：以诚相见，以礼相待，人老了，要有朋友，友情能安慰老人的

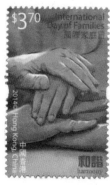

图16　与老伴爱其所同、敬其所异的陈立夫先生（中国香港）

心。朋友可以帮自己，自己也可以帮朋友。心中有朋友，在精神上就会远离孤独。老本：取之有道，用之有度，人老了，要有点储蓄，经济独立，无须求人。"

1999年，在百岁寿诞时，陈立夫写过一篇《我怎么会活到100岁》的长文，介绍了自己保养的"七要心得"：养身在动，养心在静，饮食有节，起居有时；多食果菜，少食肉类；物熟始食，水沸始饮；头部宜凉，足部宜热；知足常乐，无求乃安；减少俗务，寻求安宁。他喜欢食素，平时在餐饮上爱吃各种燕麦粥，以降低血液中的胆固醇、甘油三酯；坚持两荤两素，而这正合乎养生之道。他常以自立自强为行事准则，追求"无求于人品自高"、"淡泊明志"。

陈立夫认为，养身在动，贵在持之以恒。他每天5点半即起，就要淋浴，当水冲到哪里，就按摩到哪里，从头顶到脚心，每处用两手按摩100下，一共需要40分钟。然后再进行其他运动，如跑步、游泳、滑冰、打拳等。年纪大了以后，每天3顿饭后由护士陪同走路，每次约走600步。而养心在静，贵在淡泊明志。陈老先生解释说："关键在于不发脾气，不寻烦恼，知足常乐。我从未向人提任何要求，故心常乐。凡事我尽心竭力去做，做不好，是用非所学，非我之罪也，故心常安。所以睡眠甚佳，不厌不游，此之谓养心在静。"他从80岁生日起，自限"不为"之事：不剪彩；不证婚；参加婚礼及寿宴不发言；不任治丧委员会主任委员。如此做法减少年高时之麻烦不少。他认为，有了以上原则，恪守不渝，乃能达百岁之年。

17. 罗素的养生智慧

伯特兰·罗素（Bertrand Russell，1872~1970）是英国著名的哲学家、数学家、逻辑学家。他先辈中有高寿者，他的祖父、祖母和外祖父、外祖母均活了80多岁，他的曾祖母活了92岁，他自己也享年98岁。他著作多产而长寿，出版过71部书及小册子。20世纪20年代访问中国以前，他对于苦难深重的中国人民怀着深深的同情，他深信此刻的中国人都生活在水深火热之中。1924年，罗素曾来中国四川等地访问、讲学。罗素写给我们的文章，亲切而娓娓道来，许多论述深入浅出，明白晓畅，甚至妙语连珠。罗素在1950年荣获诺贝尔文学奖，那篇嘉奖辞这样写道："他拥护人道主义的思想及自由的思想，写下了多姿多彩而意义深远的著作。"他还精通长寿之道，有着独到的见解，尤其能予人以启迪。他生前曾专门写过一篇文章，讲述了自己的养生秘诀。

● **兴趣广泛能益寿**　他认为，一个人首先必须对生活充满兴趣，即使到了晚年，也不能放弃对生活和事业的追求；强烈爱好会使我们免于衰老，有了广泛的兴趣，参加各项活动，就不会扳着手指头去计算自己已经活了多大岁数，充实的生活使你忘记岁月的流逝，衰老自然离你而去；还要多读书，多读书能抗衰老（图17），要想保持青春，就得多读书，这样就没有时间去考虑自己是否日渐衰老了。他说，他的曾祖母年过80岁后，常睡不着觉，就在午夜到凌晨3点读些书。这样她就没有时间考虑自己是不是

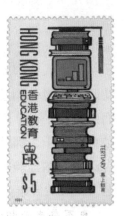

图17　爱读书，多读书，是罗素先生的兴趣所在（中国香港）

日渐衰老。同时，读书还锻炼了大脑，延缓了衰老。再要多做有益于健康的事，不要过分讲究吃喝，想吃啥饿了就吃，困了就睡，不要过分讲究怎么做才对身体有益，实际上我所做的事，都是有利于身体健康的。

●**向前看，不恋旧** 罗素说过："对自己无所挂怀才是通向健康之路。"老年人应该做到两个"避免"，即避免过多的回忆，避免插手年轻人的事情。人到老年，不要过分恋旧，不要总是为已故的亲人和好友而悲伤，不要去回忆那些悲伤的往事，那样有损于身心健康。不管以往吉凶祸福如何，凡过去了的事情就让它过去。一个人应该考虑未来，瞄准未来，设想今后应当干些什么事，多想想未来的事业，如何圆满地去完成它。老年人不可这样想："我过去多么有活力，而现在……"这种前后对比是消极的，只能使人精神老化，故应尽量避免。

●**不勉强与成年子女一起生活** 子女成年后，应该让他们独立生活，不要老是不放心他们，在经济上可以适当给予帮助，但不要勉强与子女生活在一起。有的老年人总是爱唠叨不休，干预儿子、媳妇乃至孙子的事，许多家庭矛盾便由此产生，结果子女不高兴，老人也不愉快。罗素有句名言："父亲们最根本的缺点在于想要自己的孩子为自己争光。"他还指出："孩子一旦成人，即希望按照自己的意愿生活，如果你仍像他们幼时那样对他们感兴趣，插手他们的每一件事，就会成为他们的负担……"因此，老年人应当超然一些，儿孙的事让儿孙自己去干，即使他们处理不当，也只提醒一两句，让他们自己去总结经验教训，这样既有利于儿孙的成长，又有利于老人自身的健康。

●**不要老是担心死** 罗素认为，老人应当豁达大度地看待生死问题，必须克服"怕死"的思想。克服怕死念头的最好办法是使自己关心更多的事情，多考虑那些个人以外的事情，逐渐使你的兴趣变得广泛，把人生看成同河流一样，历程千里，最后归入大海，没有任何界线。这样，你就会感到与整个自然界共存了……如果能这样看待自己的生命，怎会苦于怕死的折磨呢？人们应该学会忘记过去，乐观对待未来，你一定会有幸福的人生、长寿的生命。

18. 丘吉尔的高寿之道

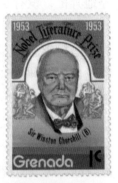

图18 高寿的英国前首相丘吉尔先生（格林纳达）

英国前首相丘吉尔（Winston Churchill, 1874~1965）（图18，格林纳达）是世界著名的政治家，保守党领袖，是英国历史上一位伟大的军事领袖，也是一位伟大的人物。1940~1945年，1951~1953年他曾两度出任首相。他在英国历史上的关键作用和崇高地位，是怎么评价也不会过分的。他一生历经坎坷，虽是在繁忙中度过，但仍活了91岁，是第二次世界大战各国领袖中最后一位离开这个世界的。

丘吉尔高寿的原因，归结起来主要有4条。

●**意志坚强，宽宏大量** 丘吉尔曾几次竞选首相失败，但他毫不气馁，仍然像"一头雄狮"那样去战斗，最后果真取得成功，如愿以偿。他说过："我想干什么，就一定能干成功。"他还说："在我的字典里找不到'忧愁'这个词。"他不但意志坚强，而且待人十分宽厚，能够谅解他人的过失，包括那些曾强烈反对过他的人。虚怀若谷，使他摆脱许多烦恼。因为他深信人心不是靠武力征服，而是靠爱和宽容大度征服。

●**乐观开朗，诙谐幽默** 丘吉尔被英国人称为"快乐的首相"。不论在公开场合，还是与家人在一起，他的谈话都充满幽默感。无论在多么紧张与困难的处境里，甚至在生命垂危之时，他也没忘记幽默。当时有人问他怕死不？他诙谐地说："当酒吧间关门的时候，我就要走了，再见吧，朋友。"在丘吉尔身上体现出，幽默是良好情绪的一种特殊表现形式，是一种艺术语言，是心灵的微笑，是一种养心艺术。

●**善于休息，兴趣广泛** 第二次世界大战期间，丘吉尔以67岁高龄每天工作16小时。在最激烈的岁月里，丘吉尔昼夜不停地奔忙，没有足够的睡眠时间。由于他每天乘汽车穿梭于政府各部门之间，要在车上度过3~4小时，他就抓住在车上的空隙，趁机小憩。因为他常常休息，所以能不断地工作。直到午夜过后仍精神饱满，毫无倦容。一个深广的心灵总是把兴趣的领域推广到无数事物上去。德国法西斯千余架飞机对英国首都伦敦、考文垂等城市狂轰滥炸时，有人发现他正在地下掩体内一面编织毛衣，一面思考如何反击德国法西斯，何时进行诺曼底登陆。这是他特有的一种休息方式。丘吉尔的兴趣相当广泛，音乐、美术、文学、军事、政治等，无所不通。他一向把娱乐看做是"最好的休息方法"。在绘画上他造诣很深。他当过记者，且善于演说。1953年12月10日，瑞典文学院授予丘吉尔1953年度诺贝尔文学奖。如此广泛的爱好，陶冶了他的情操和博大的胸怀，给了他巨大的精神力量。

●**饮食合理，喜爱运动** 丘吉尔饮食极其普通，没有多大的特殊性。他的饮食相当简单，但很合理。他喜欢吃新鲜蔬菜和水果，酒、肉从不过量，从不贪杯。他曾经多次修改为他制定的食谱，将其中脂肪量很高的肉食涂掉，换上他爱吃的青菜。合理的饮食保护了他的心血管，延缓了机体的衰老。他从青少年时代起，就酷爱体育运动，骑马、开车、散步、击剑，游泳是他强项，平时还喜欢风浴、水浴和日光浴。他40岁时，开始偷着学开飞机，最后竟然成为一名合格的飞行员。然而，他也有一句名言："凡是可以坐下的地方，我从不站着；而凡是可以躺下，我就绝对不坐着。"这样，他就能充分利用一切机会，尽量放松机体，以减少能量消耗。由于长期坚持锻炼，练就了他一副健壮的身体，帮助他战胜了千难万险，夺得了事业的成功，成为现代政治家中的长寿者。

 ## 19. 爱因斯坦是个老年运动员

阿尔伯特·爱因斯坦（Albert Einstein，1879~1955）（图19），是"相对论之父"，是世界十大杰出物理学家之一，是当代最负盛名的伟大科学家。他在科学方面的杰出贡献使他的名字成了科学天才的代名词。他是一位改变了我们的时空观和宇宙观的物理学家。

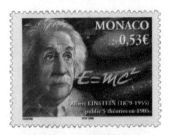

图19　当代最负盛名的伟大科学家爱因斯坦（摩纳哥）

爱因斯坦是美籍德国犹太人，诞生于德国乌尔姆镇一个犹太小业主家庭。后随全家迁居慕尼黑。爱因斯坦小时候并不活泼，3岁多还不会讲话，父母很担心他是哑巴。6岁时，其母亲就请了一名小提琴女教师教他拉小提琴。还好小爱因斯坦不是哑巴，可是直到9岁时讲话还不很通畅。他在念小学和中学时，功课属平常。由于他举止缓慢，不爱同人交往，老师和同学都不喜欢他。教他希腊文和拉丁文的老师对他更是厌恶，曾经公开说他："爱因斯坦，你长大后肯定不会成器。"

1896年10月，爱因斯坦跨进了苏黎世工业大学的校门，他学的是数学和物理学。在学校，他广泛地阅读了许多物理学大师的著作，他有自学本领和分析问题的习惯和独立思考的能力。这为他成为现代物理学的开创者和奠基人打下了坚实的基础。爱因斯坦对天文学最大的贡献莫过于他的宇宙学理论。他创立了相对论宇宙学，大大推动了现代天文学的发展。

1905年这一年中，一位年轻人以很短的时间间隔向《物理年鉴》先后递交了5篇论文。这位年轻人就是阿尔伯特·爱因斯坦，年仅26岁。1905成了爱因斯坦的奇迹年。在第一篇论文中他解释了光的本质，为此在1921年获得了诺贝尔奖；第二篇论文提供了原子确实存在的证明；第三篇论文提出了时空关系的新理论，后来被人们称为"相对论"。

一般人总认为科学家都是整天坐在实验室里，摆弄仪器，计算数据，足不出户，不运动，不锻炼，生活单调，性格孤僻。其实，不少科学家把生活安排得非常丰富多彩，充满生气。爱因斯坦就是一个典型例子，他非常喜欢帆船运动，喜欢拉小提琴，是一位音乐爱好者，也是一位帆船运动员。

爱因斯坦一生热爱体育锻炼。还在上大学期间，他就喜欢上了旅游与划船。他的这种爱好，不单是从兴趣出发，而是为了提高学习效率。他常对人说，学习时间是个常数，它的效率却是个变数，单独追求学习时间是不明智的，最重要的是提高学习效率。他认为，必须通过文体活动，才能获得充沛的精力，保持清醒的头脑。爱因斯坦认为，工作和休息是走向成功之路的阶梯，珍惜时间是有所建树的重要条件。

爱因斯坦不管工作和学习多么繁忙，他都要抽出时间参加他所喜爱的爬山、骑车、帆船运动，尤其钟情步行运动。一次，他正在散步，突然停下来说："现在看到的月亮是不是月亮的存在？"这一思维最终引发了相对论的产生。可见步行可以带来多大的灵感。爱因斯坦成名后，有一次，他应邀去比利时访问，官员们准备隆重迎接他，但却不见爱因斯坦的影子。原来他喜欢散步，徒步走向王宫。他笑着对王后说："请您不要见怪，我平生喜欢步行，运动带给了我无穷的乐趣。"

一直到晚年，爱因斯坦还坚持劳动，仍然坚持体育锻炼，他经常从事一些家务劳动和栽花、浇水、剪枝等，还经常邀请朋友去爬山。有一次，他和居里夫人及其两个女儿，兴致勃勃地攀登瑞士东部的安加丁冰川。他们按照登山运动员的要求，身背干粮袋，手持木拐杖，一路谈笑风生，与年轻人没有什么两样。人们因此送他一个雅号："老年运动家"。

 ## 20. 康与寿是"五福"的核心

自古以来，"福"，是人们不断追求的人生目标，也是人们皆大欢喜并使人感到亲切的字眼（图20）。一个"福"字可包括千言万语。在生活中，人们追捧福禄寿喜，福寿绵长；逢年过节，人们行祈福之礼，盼纳福之喜。福，佑也，祈愿无所不顺与神保佑，都是一种期盼。祝福，通俗地说，福就是吉祥如意，生活美满。"福"字倒立，应了民间"福倒福到"的口彩。

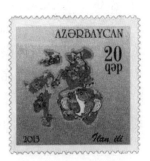

图20 健康长寿是"五福"的核心（阿塞拜疆）

何谓"五福"？"家膺五福，堂享三寿"是中国文化的古老命题。《书经·洪范》记述为"一曰寿，二曰富，三曰康宁，四曰攸好德，五曰考终命。"

第一福是长寿，长寿被列为"五福"之首，把寿摆在第一位。

宋代沈瀛的《减字木兰花》词云："五福从来先说寿"。乃指命不夭折且福寿绵长。

以健康长寿为人生最大的快乐也是中国人与外国人都梦寐以求的事。人能老是一种福气，有老年可过，实在是人生一个弥足珍贵的阶段，所以老年人要好好享受人生中的这段"温馨又从容"的夕阳时光。截至2014年6月30日，全国健在的百岁老人已达58 789人，比2013年同期增加4 623人。老人要活过百岁必须时时注意增寿，不能减寿。

第二福是富。不仅指勤劳致富，够用是富，而且精神上也是富有的，须知精神上的富有比物质上的富有更重要。

第三福是康宁。指身体健康，无病无灾便是福；而且心灵安宁、精神安宁至关重要。

第四福是好德。即崇尚美德，指生性仁善，而且宽厚宁静，"仁者寿"，"大德必得其寿"，博爱就是福。

第五福是善终。面对死亡，不恐惧，不困扰，临命终时，没有遭到横祸，身体没有病痛折磨，心里没有牵挂和烦恼，终生无憾事，能安详自在地离开人间，无病而终，且受到人们的好评和敬重。那些百岁寿星，无论男和女个个都是胸怀宽广，心地善良，就是最好的例证。

"五福"临门，是大吉大利，福星高照，是完美人生的至高境界，构成幸福美满的人生。谁都喜欢、谁都盼望"五福"降到自家。但"五福"一分开就不利于人生，甚至不妙了。比如虽长寿，而不善终，虽富贵却短命，虽善终却贫穷，虽富贵长寿却不好德，被人所唾骂。故五福临门是个整体，只有"五福"全部临门才是十全十美的，若缺憾其中的一福，则是美中不足，是有缺憾的福。

人生有这"五福"，自然会吉祥、美满、幸福。仔细推敲，这康与寿是"五福"的核心,德是"五福"的灵魂。"五福"之中,除去一(寿)和五(考终命),算是属于自然法则之外,其余"三福",都与"人的因素"有关,而且密切关联,互为作用。人难免一死,人的短暂的生命,如果能善自尊重,颐养身心,是可以延年益寿的。

"五福"如何才能取得?古人说,"谁知得,平生高尚,五福自然全。"可见,要成为"五福"之人,自身的高尚是十分重要的。"五福"之中,最重要的是第三福和第四福——"康宁"、"好德"。如果一个人没有健康的身体、安宁的环境,何能言福?身体不健,工作和生活不安全,即便有了财富,也无法享受。另外,人之有福,最要紧的是要生性仁善。宽厚宁静,有良好的德行,靠修养获得,好德者才能获得其他的"四福",并使之不断增长,实现人们所期盼的"五福"。

我们所能得到的幸福是有限的,理应更需倍加知福惜福,积德行善,以和为贵,淡泊物欲,吃亏是福。有了这种人生智慧,我们就会悉心感悟生命的可贵,责任的崇高,人生的意义。

 ## 21. 攒钱不如攒健康

如果人生是一本书,那么,"健康",就是一个永恒的主题。健康是人人都企盼的。世上有许多东西,当你拥有它们的时候,似乎无足轻重;一旦失去,你就弥足珍贵。身体的健康,即是如此,透支健康,"挥霍"健康,无异于慢性自杀。生活离不开钱,但有再多的钱也买不来健康。不要等到失去才懂得珍惜。

有一位储资千万的富翁,他只知道没日没夜地埋头苦干,年复一年,积劳成疾,透支健康,最后长期躺在病床上,须加倍"付息"。他含着眼泪对人说:"钱,有什么用呢?我宁愿现在是个穷光蛋，也不愿意躺在这病床上。如果能换的话，我愿用全部的财富换一个健康的身体。"

英国有个58岁的男子斯蒂芬，他买了彩票中了1 900万英镑，从一个生活拮据的看门人摇身变成了千万富翁。但是，斯蒂芬3年前就被诊断出患有致命的心脏动脉瘤，他任何时候都可能会一命呜呼。斯蒂芬说，他现在最想要的是健康，如果能换取一个健康的身体，他宁愿舍弃大奖得来的1 900万英镑。每一个拥有健康的人，都不会意识到健康的重要；只有在失去健康的时候，人们才会突然醒悟，才懂得珍惜。真所谓"病后才知健康贵"！

有一对老夫妻，都已年过古稀，二人都有一些老年病。他们把每月的三分之二退休工资存起来，二人商量好，再困难，再需要，也绝对不动用这些钱。生活上的一切所需，全在留出来的钱中开支。不够，要么不用，要么下月的钱补回。该装的空调也不装，只想把退休工资多积存一些，将来给每个子女都分一些，还认为有余钱留给子女而有成就感。但是，二位老人如果不能把今天的生活安排好，注意改善生活，加强营养，保护身体，安度晚年，那么，将来的生活也会受到影响。如果他们二老积蓄了很多钱，自己身上毛病不断，这是变相地在糟蹋自己的晚年生活。他们二老应该确立这样一个观点：保持自己的健康，也是一份爱意，就是对子女最大的爱。健康胜于有钱。与健康相比，存钱多少并不是最重要的。

应当知道：身体的健康状况犹如一座银行，需要收支平衡。中青年保健好比吸入，工作及生活好比支出，如一味地让身体支出，势必导致收支不平衡现象，必然损害身体健康，导致疾病的发生。因此，应该认识生命是一种积累，提高健康知识是一种积累，自我保健是一种积累，它将为你今后工作、生活、学习提供重要的健康保障。

储钱不如储健康。健康才是人生的第一财富。失去了健康，所有的财富都会因没有依存的基础而成为空中楼阁。因此，真正明智的人，在积累财富的同时，更注重日积月累地储存健康，只有健康，财富才会给你带来欢乐，带来幸福和满足。

把健康比作一笔活期"存款"，你每天都必须存上一些，注意长期的积累，不松懈，才能使健康账户时时有盈余，千万不可寅吃卯粮，入不敷出，这样，才是你搏击人生、享受生命的真正资本，你的健康财富才会越聚越多，生命才会更有活力。我们不妨把心脏保健比作"零存整取"（图21，中国）："零存"就是有规律的生活，"整取"则指心脏的健康；只有按时按量地"零存"，才能"整取"到心脏长久的健康！过去，银行还有一个"分期付款"的业务，每隔一段时间付一点，这样不但没有压力，也会慢慢还完，达到一次性付款的效果。健康其实也可以"分期付款"，定期给健康支出一部分时间锻炼，也能达到锻炼的效果。

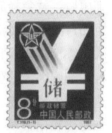

图21 储钱不如储健康（中国）

愿健康如阳光一般萦绕您的身旁！

22. 君欲求长寿　请为免疫系统加油

人体最好的医生是免疫系统，人体的免疫力一般情况下也可以叫抵抗力。我们的生命就像一棵小树，需要精心地浇灌、呵护才会茁壮起来。在正常情况下，人体免疫系统会自动将人体免疫能力调整到一个合适水平，而且往往夜间强于白天。现代医学发现，免疫功能减退是衰老的最重要原因之一，健康长寿与免疫之间有着密切的联系。只有保持免疫功能旺盛，才能实现健康长寿的愿望。

● 三道防线组成人体免疫功能

第一道防线：即人体皮肤和人体呼吸道、消化道和生殖道总计有400平方米的黏膜。它能够"阻挡"细菌、病毒、寄生虫的侵入人体，其分泌物具有杀菌作用，呼吸道黏膜上的纤毛具有清扫病菌和异物的作用。

第二道防线：即体液中的杀菌物质，如使病菌溶解的"溶菌酶"和可以将侵入人体的病菌吞噬消灭的"巨噬细胞"，这是第二道防线中的大将。它们产生于骨髓中。当巨噬细胞吞噬细菌后，就会释放出一些化学物质，这些化学物质可以增加流至伤口附近的血流量，导致组织发红和局部的肿胀。如果"敌人"逐渐增多，巨噬细胞挡不住，它还会召集"援军"，产生称为细胞因子的蛋白质来诱导巨噬细胞和免疫细胞，直到赢得这场微生物大战。在这个过程中，人体就会有很强的炎症反应，如发烧和化脓。

第三道防线：即免疫器官和免疫细胞。前者主要有胸腺、脾脏和淋巴结等，它们对免疫细胞的分化和成熟具有重要作用，脾脏和淋巴结还有清除病原体和衰老异常细胞等作用。后者主要包括T细胞和B细胞。T细胞是一种能对抗癌细胞、病毒、细菌和真菌的白细胞。T细胞随着年龄的增长而减少，60岁以上老年人血液中的T细胞比年轻人下降30%。B细胞产生各种"抗体"，如免疫球蛋白，这是人体的坚强卫士。各种抗体，各具特色，各司其职，来破坏和排斥人体内的有害物质。

在正常情况下，各种致病因子在经过这三道防线时会被清除消灭。而当防线功能下降或出现紊乱时，致病因子就会入侵并在人体内聚集、繁殖，导致出现各种病症。所以，提高人体免疫系统三道防线的功能，对人体健康非常重要。但免疫力并非越高越好。免疫力过强时，可能会将正常细胞也当成"敌人"了。

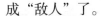

● 影响免疫功能的因素

饮食不当会造成人体营养素的缺乏、过剩或不平衡。由于人体免疫的三道防线都是由蛋白质等营养物质组成的，所有与免疫有关的器官和细胞的生成、发育和发挥功能都需要有各种营养素的支持和参与。如果人体必需的营养素缺乏就会造成人体免疫功能损害。环境污染会损害或降低人体的免疫功能。因为环境污染中的毒素既可以直接损伤人体的免疫功能，也可进入人体成为抗原，增加免疫器官和免疫细胞的消耗。如果得不到及时补充，则人体免疫功能就会出现整体下降。生活方式包括饮食、睡眠、体育锻炼、自我保健等，这可以由我们自己来掌握，这正是提高免疫功能的决定因素。

● 增强免疫功能可以延缓衰老

营养是免疫力的基础，免疫力可以是"吃"出来的（图22）。要多吃橙汁、胡萝卜、西红柿、大蒜、食用菌、牛奶、酸奶、鱼、鸡蛋、动物肝脏、豆类和豆制品、红薯、南瓜、土豆、菠菜、花菜、卷心菜、香蕉、苹果、绿茶、蜂蜜等食物；尽量少吃扼杀免疫力的食物，如高脂食物、糖、酒、纯净水等。适当应用一些增强免疫力的保健品，如维生素C、维生素E、维生素A、维生素D，微量元素锌、硒、锰和有机锗；部分西药如善存片、干扰素、胸腺素等；部分中药，如黄芪、黄精、山

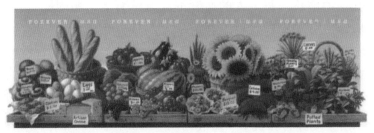

图22 营养是免疫力的基础（美国，四连不干胶邮票）

药、女贞子、白芍、人参、太子参、枸杞、香菇多糖、灵芝多糖、猪苓多糖、茯苓多糖等。但不要乱吃保健品，不要食补过多，不要单纯补充维生素C。适量运动锻炼能够增强免疫功能，据8年的跟踪观察发现，不参加运动锻炼的中老年人癌症的发病率是经常参加锻炼者的2.6倍。运动锻炼效果的关键，在于天天坚持，长年不断。老年人以慢跑、步行、打太极拳、街舞、做操、敲敲背、捏捏脊等项目为宜。要注意休息，每天有充足的睡眠，不熬夜，不欠下"睡眠债"。免疫系统在白天会比较弱一点，晚上的时候才做修补工作。要注意精神卫生，保持一种很平静的心情，情绪决定人体的免疫力，积极乐观的心态有助于促进免疫细胞数目增长，激发免疫系统的活力，从而起到充分保护机体的作用；开怀大笑有助于增强免疫力，心情愉悦可以提升免疫力；要远离孤独、寂寞，身处人群之中，良好的社交关系有助于对抗和减少压力，影响免疫细胞的功能；太严肃会损伤免疫力；夫妻常争吵会降低免疫力。

君欲求长寿，请为免疫系统加油！

23. 血管健康决定你的寿命

遍布全身的血管是人的"生命通道"，犹如住宅中的自来水、煤气管道一样，用的时间长了，管道内壁就结垢、生锈。随着年龄增长，每个人的血管都会自然衰老，胆固醇、甘油三酯等成分在动脉管壁上会沉积，并且越积越多，管壁的柔韧性就降低，动脉的弹性也随着年龄的增长而下降，这就形成了动脉粥样硬化。动脉粥样硬化是一个不断发生发展的长期过程。

由于动脉管腔狭窄、血液黏稠度增高，血液流动因受阻而减慢，这就是人到中老年后容易患动脉硬化的缘由。因此，会出现精神疲乏、记忆减退、一回家就想躺在床上、看电视也会打瞌睡等早期动脉硬化的表现。动脉硬化是高血压的罪魁祸首。严重的还会影响血液循环，使机体组织呈现缺血缺氧病变，发生冠心病、脑卒中等心脑血管病。如果饭后胸骨后憋胀的厉害，有时冒冷汗；晚上睡觉胸闷难受，不能平卧；胸部偶有刺痛感，一般1~2秒即消失，就是你的血管老化了。

"人与动脉同寿"。这是19世纪法国名医卡萨尼斯的一句名言。意思是说，人的动脉在不断地老化、变硬、阻塞，最后当重要脏器梗塞坏死之日，也就到了人的寿终正寝之时。换言之，人的寿命与其体内的动脉状态是同步的，即"人与血管共存"。目前，世界上每年有800万~1 000万人死于动脉硬化所引起的心血管病和脑卒中，动脉硬化已成为人类的第一杀手，是人类寿命的"第一终结者"。

一般说来，人的血管年龄受生理年龄的制约，人年轻，血管自然就年轻，人老迈，血管也大多老化。但也不全如此，大量研究资料显示，科学的生活方式可以延缓血管的衰老。研究发现，一组54~75岁的老运动员，每周散步50公里，一年后他们的血管比同龄人的血管硬度低30％；而不健康的生活方式则可以加速血管的老化。因此，保持血管的相对年轻化是大有可为的。如果血管可以重返青春，能延缓人体动脉硬化，就可以减少许多疾病的发生，减少许多人的死亡，从而延长人的生命。保护血管不是步入中年后才着手去做，而应贯穿生命的全程。有位专家指出，"投资你的动脉，就像投资你的养老金。"延缓动脉硬化，保持血管年轻，必须做到"管住你的嘴，迈开你的腿，适当用点药，尽量多喝水"。保护好生命通道，使血管健康的措施有以下5项。

●**运动让血管青春永驻** 运动使血管更柔软，能保护人的血管内皮，可以消耗脂肪，改善循环，增加血管弹性，保持血管软化，并能提升体内的高密度脂蛋白胆固醇水平，由于它的颗粒小、密度高，可自由进出动脉血管壁，能清除沉积在血管壁上的低密度脂蛋白，可使动脉壁免遭侵蚀而硬化，并能使老

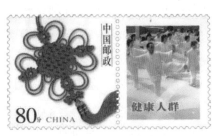

图23 运动能使老年人的血管功能像年轻人一样好（中国，个性化邮票）

年人的血管功能像年轻人一样好。因此，每日坚持适度的体育锻炼，如游泳、慢跑、步行、打太极拳（图23）、洗冷热水澡等，是使血管"年轻"的良方之一。每天步行半小时，能使心脏病发作的概率减少50%。

●**对付血管的"天敌"** 烟害多得不可胜数。每天一包烟，血管的病变就会盯上你。仅以尼古丁为例，它可以使高密度脂蛋白减少，使低密度脂蛋白增高；还可刺激身体的自主神经，使血管痉挛、小动脉变细，血液中含氧量减少，损害动脉管壁，导致血压升高，加速动脉硬化。还有，烟中的一氧化碳会造成血管壁内皮细胞缺氧，促成动脉硬化。长期大量饮酒，会促进肝内胆固醇的合成，使血中胆固醇及甘油三酯含量升高，从而导致动脉硬化。

●**合理膳食** 控制膳食总热量，以维持正常体重为度，防止发胖；要多吃鱼虾和蛋类等富含优质蛋白质的食物，有改善血管弹性和促进钠盐排泄作用；远离油腻食品，控制摄入动物内脏、脂肪等易产生低密度脂蛋白胆固醇的食物；宜食荞麦、玉米、绿叶蔬菜、芦笋、洋葱、红薯、苹果、番茄、胡萝卜、土豆、山药、茄子、香菇、海带、木耳、大蒜、豆制品、低脂奶、紫菜、海带、茶叶等食物；饮食宜清淡，食用植物油、橄榄油、

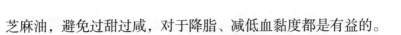

芝麻油，避免过甜过咸，对于降脂、减低血黏度都是有益的。

●保持心情舒畅　研究证明，精神压力可引起血管内壁收缩，加速血管老化，故保持良好心态亦有利于延缓血管衰老。老年人要做到宽容、乐观，不使精神长期紧张，避免过分激动，改变急躁、易怒、争强好胜和斤斤计较的性格。

●定期检查身体　与心脏等其他器官一样，血管也有不少"天敌"，如高血压、高血脂、糖尿病、冠心病、肥胖等。因此要定期体检和检测血压、血糖、血脂，发现指标有异常，要及早就医，如确诊患有上述疾病者，应及时请医生对症给药并积极治疗，加以控制。

相关链接：血管年龄自测表

①最近情绪压抑；②过于较真；③爱吃方便面、油炸食品；④偏食肉类食品；⑤缺少体育锻炼；⑥每天吸烟支数乘以烟龄超过400；⑦爬楼梯时胸痛；⑧手足发凉、发麻；⑨明显地拿东忘西；⑩血压高；⑪血脂高或血糖高；⑫亲属中有人死于脑卒中、冠心病

以上符合项越多，说明血管年龄越高；符合项在0~4项者，血管年龄尚属正常；符合5~7项者，血管年龄比生理年龄大10；符合项达到8~12项者，血管年龄比生理年龄大20。

 24. 漫话人类寿命的极限

据专家推断，公元前275年时，人类的平均寿命为26岁；到了1900年，因为营养、卫生条件的改善及传染病得到有效控制，人的平均寿命上升为49岁。近50年来物质文明的空前繁

荣，使人类从饮食到健康迈入了一个全新的境界；平均寿命又增长了近20岁。长寿不是梦。于是，有人断言，按此速度增长，150年后人类可以轻松活到120岁。世界卫生组织估计，50年后，全世界百岁以上的人口将从目前的30多万猛增至3 200万。

据史书记载，世界上寿命最长的人是英国的弗姆·卡恩，他活了209岁，经历了12个王朝。

人的寿命究竟有多长？目前，科学家已经给出了几种"人的最高寿命"的推断方法。

其一，根据性成熟期推断。期望寿命为性成熟期的8~10倍，人的性成熟期为14~15年，其最高寿命应为110~150岁。

其二，根据生长期进行推断。期望寿命为生长期的5~7倍，人的生长期为20~25年，其最高寿命应为100~175岁。

其三，按细胞分裂周期计算。人体细胞最多分裂50次左右，每次分裂需要2.4年，据此推算，人的最高寿命至少应为120岁。

其四，按生命周期算法。人的生命周期时间是15.15的倍数，例如，人的怀孕期平均为266天，再用266天的15.15倍，即约11年，用11再乘以15.15，为167岁，就是人类的寿命极限。

可见，百年之躯并非我们的奢望，应是人生的最低要求。延长寿命极限的一个途径是基因工程。科学家利用繁殖最长寿苍蝇的方法已使某种果蝇的寿命翻了一番，从25天增加到50天。已知果蝇具有100种以上能够控制衰老过程的基因，而人类则可能拥有1 000种以上这样的基因。如果以某种方式加以处理，就可能推迟衰老过程。

美国科学家认为，遗传基因对人类的健康长寿至关重要。研究发现，几乎所有百岁老人的基因都是完美组合，除了具有抗氧化、抗衰老功能的基因外，有害基因的数量相对较少，故而极大地降低了他们罹患各种老年病的风险。

科学家们找到了有效限制热量而不会引起饥饿感的方式，这就是增寿的另一种饮食方式——摄入维生素E。这种维生素有助于防止加速衰老过程的自由基在体内蔓延。科学家们发现，百岁老人的体内有较高的维生素E的水平。他们进行了一个实验，让一组人摄入更多的维生素E，结果，这些人患心脏病的概率要比其他人低40%。

21世纪是一个长寿的世纪（图24），人类平均寿命将达到110岁。因为21世纪是生物技术的世纪，如能走生物与化学合成相结合之路，肯定能创新和更快地飞跃。在21世纪，许多不治之症将得到治愈。经过长期努力将重新回到生态平衡、碧水蓝天的绿色世界。

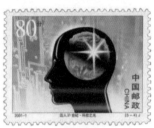

图24　21世纪是一个长寿的世纪（中国）

从线粒体研究表明，今后人活到150岁不成问题。而衰老（90%是病理性的衰老）却使人类不能达到正常寿命。故前提是要爱惜自己的线粒体，例如，暴饮暴食、嗜烟嗜酒、频频熬夜、过度劳累，让身体超负荷运作，那样，线粒体就会产生异常，那时就很难再得到有效的恢复，这是人活不到自然寿限的主要原因。

 ## 25. 抗衰老是让每个人活到该有的寿命

衰老是人类正常生命活动的自然规律，是生命过程中必须经历的一个无声无息的复杂过程，但并不是不可逆转的。一般来说，从20岁开始，每隔10年，身体的新陈代谢就减慢2%。人体是个有机整体，每个"零件"走向衰老的时间却不尽相同。

现代人要比他们的父母和祖父母一辈提前衰老了15年。抗衰老是延缓老年病发生、实现健康老龄化的重要对策。

人为什么会衰老？从古到今，很多有智慧的哲人、科学家和医学家一直在研究它，但说法各不相同。大多数学者认为，衰老的因素、机制甚为复杂，一个人的健康状况和寿命是遗传因素、环境因素和偶然因素相互作用的结果。因此，衰老乃是许多过程长期累积综合作用，从而使许多致命基因表达的结果。

人的寿命应该在120岁左右，延缓衰老，大有可为。衰老是可以推迟的。只要注重养生，好好保养身体，合理调节生活，也可能暂缓岁月的脚步，可以使衰老慢慢来到。许多老寿星不仅已经做到了眼不花、耳不聋、牙不掉、背不驼，还有较好的生活自理能力。从中年开始抗衰老效果较好。目前尚没有任何证据能表明使用某种药物或某种疗法就一定能长寿。

●**坚持健康的生活方式**　要按时作息，起居有常，劳逸结合，不熬夜，也不要长时间地看电视或上网；睡眠是延缓衰老的"灵丹妙药"，保证每天有7.5小时的睡眠时间，纠正睡眠不足，提高睡眠质量。坚持适当的体育锻炼，如打太极拳、做操、跳街（广场）舞、步行、慢跑、骑自行车、做瑜伽等，使下肢得到锻炼。老年人适当地做些家务也是很好的活动。人老脑先衰。大脑的灵活性和手部的运动有密切的关系。要多动手指，经常利用手指从事灵巧、精细的动作，如通过玩乐器、玩健身球、编织、剪纸、动笔写写等方式来锻炼手指。饮食要清淡，吃高蛋白、高维生素、低盐、低糖、低脂的饮食，重视早餐。每天喝6~8杯水，饭吃七八分饱，限制热量，控制体重，须知吃得越多，会加速大脑的衰老。人体内必需的微量元素有铜、铁、锌、碘、硒、锰、铬、钴。通过正常均衡饮食，人体不会发生微量元素缺乏，特别是硒，它是人体内抗衰老抗氧化的重要物质。多吃抗衰老食物，主要有乌骨鸡、鱼虾、牛奶、蛋、豆制品、蘑菇、菠菜、西红柿、水果、红枣、红薯、蜂蜜、粗粮（适量）、巧克力、红葡萄酒（少量）、绿茶等。烟草是"一类致癌物"，吸烟不仅会诱发呼吸道和消化道疾患，增加患心血管病的风险，而且大大增加癌症患病率。长期大量饮酒不仅可致慢性酒精中毒和慢性酒精性肝炎、肝硬化，甚至肝癌。要坚持每年做一次健康检查，重视身体某些疾病警告信号，做到有病早发现、早治疗，不延误治疗时机。

● **保持良好的环境** 大气污染是"一类致癌物"。人体的衰老，年龄因素只占20%，80%是环境因素所致。要有良好的土壤、水质和空气环境（图25）。我国城镇百岁老人占全国百岁老人总数的26.08%，我国乡村百岁老人占全国百岁老人总数的73.92%。通过数据分析显示，国内外百岁老人居住地环境大多数有以下特点：饮用水质好，饮用水呈弱碱性，符合中国和世界卫生组织饮水标准；土壤质量好，长寿地区土壤中，碘、锌、硒的含量明显高于其他地区。硒在人体中起到抗衰老防癌变的作用。而该地区其地表层、深层土壤中有害金属（砷、汞、镉、铅）含量均处于较低水平。长寿地区农作物中含生命元素高。上海市崇明岛"水清、土净、空气洁"。如今岛上的百岁老人有118位，是著名的长寿之乡、"绿色食品岛"。全岛20.8%森林覆盖率，空气中每立方厘米1 000~2 000个负氧离子，堪称天然"大氧吧"。

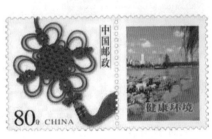

图25 长命百岁要有良好的土壤、水质和空气环境（中国，个性化邮票）

● **保持美好的心态** 要做个开心老人，要笑口常开，经常微笑，快乐每一天。要心情开朗，性格随和，心地善良，情绪稳定，过和睦美满的家庭生活。生活多情趣，多一点兴趣爱好，多一点好奇心，亦大有助你推迟衰老之效。在欢乐的生活中，你会发现衰老的脚步已悄然来迟。而不良心理会加速衰老，如依赖心理，它的主要特征是对未来失去信心，把生活和健康的希望寄托于家人、社会，甚至药物。所以，老年人要学会主动性的生活，要适当、合理地安排时间，多做一些有益的事情。此外，不良心理还有怕孤独、抑郁、偏激、多疑、幻想和怕死等，老年人应正确地对待人生，科学地看待生命，树立积极的生存意识。

26. 要想寿命长　全靠调阴阳

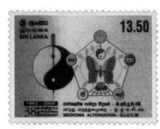

图26　健康的关键在于调阴阳和与平衡（斯里兰卡）

中医之纲是阴阳学说，这是我国古代医学的结晶。《黄帝内经》说："生之本，本于阴阳。"中医学把人体各方面归总为阴阳两大类，如表为阳，里为阴；热为阳，寒为阴；气为阳，血为阴等。"阴阳平和，此乃平人（即健康无病的人）"。健康的关键在于阴阳调和（图26）。人要获得长期的健康，就必须时刻保持阴阳的平衡。

阴和阳同样重要，因为阴阳是互相的，阴是阳的基础，无阴则阳无以化，阳就没有办法气化，没有阳，阴就没有动力。古人云："一阴一阳谓之道，偏阴偏阳谓之疾。"如果阴盛，阳气就会受损；如果阳盛，阴液就会受损。无论阴盛阳衰，或阳盛阴衰，都有损于健康。比如从中医学的角度说，男性不光要壮阳，更要滋阴。阴阳调和的主要关键在于阳气必须致密地、牢固地护卫在外，形成良好的"正气存内，邪不可干"的良好生理状态。只有阴阳调和，才能相生相长，健康长寿。调摄阴阳，得享天年，这是长寿的要诀。

何谓阳气？阳气是人体物质代谢和生理功能的原动力，阳与火在，与动在。阳气是人体生长、发育、生殖、衰老和死亡的决定因素。行于外表的、向上的、亢盛的、增强的、轻清的叫阳气。阳气有两个来源：一为先天性的，即祖辈、父母遗传的；二为后天性，主要从食物中吸收的水谷精气转化而来，再加上呼吸空气，相合而成。人的正常机体运转、工作、运动、性生活、情绪波动、适应气温变化、修复创伤等各项活动都需要消耗阳气。阳气虚，人就会衰弱或生病。阳气完全耗尽，人就会死亡。进入老年期的人，大多脏腑气虚血弱，各种功能呈进行性衰退，以阳气虚最为常见。阳气虚是指阳气不足或功能衰退的症候，主要表现为畏寒怕冷，四肢不温；完谷不化（指大便中夹杂未消化的食物），精神不振，舌淡而胖、有齿痕，脉象沉细等。阳气虚，就需要护阳固气。

何谓阴气？真正支撑生命活力的内在因素，离不开阴。阴与水在，与静在。中医所说的阳，大都是眼睛看得见的。它当然与养生长寿关系密切。看得见的固然重要，但看得见的是由看不见的支撑着。看不见的比看得见的更重要。其实，随着年龄的增长，人体"阴"的部分要走得快。《黄帝内经》说："人过四十阴气自半"，就是说人到了40岁以后，体内的物质基础少了差不多一半。因此，护"阴"是老人养生延年的关键。即使阳虚的人还得"三分补阳，七分养阴"。"阳常有余，阴常不足"是元代名医朱丹溪对人体阴阳认识的基本观点。

针对阴阳失衡，偏盛偏衰的情况，中医的原则是"寒者热之，热者寒之"，使阴阳重归平衡，寒热等证候即会消失。《黄帝内经》说："法于阴阳，和于术数，起居有常，食饮有节，不妄作劳，故能形与神俱，而尽终其天年，度百岁乃去。"就是让我们随时随地都不要人为地去伤害自己的阳气，还要积极主动地以各种方法培养自己的阳气。要记住，无论你现在多大年纪，只要阳气一足，活到天年就不是梦想。

阳虚的老年朋友，首先是要戒掉不良生活习惯，改变吹空调、吃冷饮、熬夜、过服抗生素等耗伤阳气的不良生活习惯，就会改善阳虚的体质。同时，采取一些适当的养生措施，才能把阳气保养好，让身体的阳气发挥应有的温暖身体、卫外防病的重要作用。同时，要把养阴贯穿于人生的全过程中，以此作为益寿的重要原则。

 ## 27. 顺其自然到百年

人体的差异性很大，没有什么一成不变的养生之道和长寿秘诀。别人行之有效的经验，你拿来照搬未必能行得通，因为个人的具体情况不同。高寿者的养生之道是多姿多彩的，一般说都是顺其自然，顺着自己的习惯生活，做自己喜爱做的事，读自己喜爱读的书，走自己喜爱走的路，按自己的兴趣爱好来安排生活。自寻其乐，自创其乐，自娱其乐。对生活只要有满足感，自然就有快乐，就能舒舒坦坦。欧阳修说得好："以自然之道，养自然之生。"他认为，重要的是保持精神愉快、乐观豁达、心境平和，并认为最好的养生法，就是"顺其自然"。这是一条充满哲理的养生经验谈。其实，顺其自然也是有其具体内涵的。现将其归纳如下。

顺其自然，首先就要把握好吃的这一关。五谷杂粮，粗茶淡饭，取之自然，为人类世代的食品来源，宜常食之。尽量注意粗细搭配、合理营养（图27）。要根据自身的实际需要与可能去吃去喝，不图口福，不偏食。

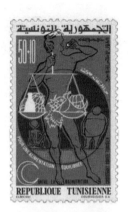

图27　要尽量注意粗细搭配，合理营养，平衡膳食（突尼斯）

顺其自然，就要像自然界一样不停地运动。大至宇宙，小至原子、分子，都在不停地运动。靠自己的日常活动安排得紧紧实实，有事可做，有事可乐。

顺其自然，就要顺应自然节律，例如，日出而作，日落而息，还要顺应生命规律，如果长期大吃生茄子、生泥鳅，与生命规律对着干，肯定会生病、折寿。

顺其自然，就要养成平和的心境，避免大喜大悲和激烈的情绪波动。让晚年生活过得轻松些、散淡些，该出手时就出手，该糊涂时就糊涂，该潇洒时就潇洒。

顺其自然，就要看透自然，识宇宙之无穷，知盈虚之有数。因此，要克制自己，反对放纵任性，做到"欲不可纵，志不可满，乐不可极。"

下面例举几位顺其自然颐天年的老人。

百岁老人王定国去年刚刚过百岁大寿，是红四方面军参加长征、现在唯一健在的女性。她是"延安五老"之一谢觉哉的夫人，两人携手走过34年风风雨雨。她自己从来没有特别保养过，现在年纪大了，过着简单而普通的生活。其实，这种顺其自然的生活方式正是王定国在百年的风雨历程中积淀下来的长寿法宝。得之坦然，失之泰然，争其必然，顺其自然。老人的生活看似随心所欲、没有规律，却刚好印证了这四句话，正是一种"天人合一"的生活方式。

著名历史学家周谷城教授，中年教文、理、法、商4个班的课而不累，经历十年"文革"的浩劫而不衰，在繁忙的社会事务中还带研究生,年逾九旬,除从事学术活动外,还整理和撰写了300多万字的历史著作。直到耄耋之年尚有余力,享寿99岁。他对健康的总结是:"豁达大度,顺乎自然。"周老主张用顺乎自然的办法来解决矛盾。他赞成想吃什么就吃什么,什么东西吃着香就吃什么。他还认为,从事脑力劳动的,用脑时间多,但太多了也会失去平衡,因此要强调大脑休息,不能把这根弦拉得太紧,太紧了会崩断的。

著名哲学家、国学大师、北京大学哲学系教授张岱年(1909~2004),他的一生,始终都过着简朴的生活。除了做学问之外,几乎找不出别的什么爱好,他 既不热爱体育锻炼,也没有什么养生的秘方,一直过着平平淡淡的生活,从不刻意追求长寿,但他这种顺其自然的态度,却让他健健康康地活到95岁。

曾任全国政协委员、北京国际汉学学会会长等职的百岁老人袁晓园,额头没有皱纹,眼睛明亮有神,眼不花,满口没有一颗假牙,一副鹤发童心的模样。他想吃就吃,想睡就睡,从来不刻意要求自己做什么,一切都按自己的想法去做。

总之,生命是一种积累,从现在开始积累健康!长寿是一个过程,一种境界。只要方法得当,持之以恒,活到100岁,对于我们来说,也许并不遥远。

28.养蜂人长寿

早在50多年前,德国柏林癌症研究所的研究人员就观察到,养蜂人患癌症的平均比例要比一般人低。他们检查了19 026名养蜂人,患癌症的只占0.036%,而农民为0.21%,酿造工人为0.46%。法国研究人员调查欧洲1 000名已故养蜂人,结果仅发现1人死于癌症。美国研究人员对养蜂人中的癌症发生率也作了一次调查，所调查的人中竟没有一例死于癌症。国外，有人曾向200多位百岁以上老人调查，发现有半数以上的寿星是养蜂人，因而，他提出了"养蜂人长寿"的论点。我国研究人员对长寿职业进行调查分析后形成共识，发现最长寿的职业就是养蜂人，其次才是现代农民、音乐工作者、书画家、文艺工作者、医务人员、体育工作者、园艺工作者等职业。

家住哈尔滨市道里区德里小区的王璧恒老人，已经101岁了。说起长寿秘诀，老人的大女儿说，他平时从来不吃保健品，但常年喝蜂蜜水。老人爱吃蜂蜜，早上喝蜂蜜水，白天再空嘴吃上几汤匙蜂蜜。一个月能吃5斤多蜂蜜，这个习惯已经坚持几十年了。

江苏南京市的陈新，是1982年初被确诊为贲门癌中期。一听到这个消息，如晴天霹雳，他想，自己辛辛苦苦一辈子，还没有好好享受却得了癌症。知道自己没有多少日子过了，干脆放下手中的活，在自己剩余的时间里干一些以前没有时间做的事情。第2年，老人拒绝化疗，带着自己养的蜜蜂到农村山上放养，他觉得，只有到了农村，这些蜜蜂才会更好地成长。在农村，他一呆就是3年。他和他的蜜蜂在一起，从未考虑过他是个病人。如今他已经100多岁了，得癌症30多年，仍然健康地活着，精神非常好，讲话铿锵有力，真是养蜂医治了他的癌症。

那么，养蜂人为什么能防癌抗癌呢？

研究表明，首先是养蜂人同小蜜蜂朝夕相伴（图28），常年生活在鲜花遍地、绿草如茵、无污染的自然环境中。第二是养蜂人在野外露天作业，呼吸着新鲜空气，沐浴着阳光。第三是养蜂人热爱生活，胸怀坦荡，精神充实，抵抗力强。第四是

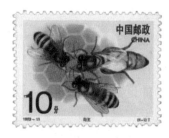

图28　养蜂人与小蜜蜂朝夕
相伴（中国）

养蜂人其生活方式和工作特点所创造的条件，能常年被蜜蜂螫刺，还能经常食用具有保健作用的蜜蜂产品。研究表明，长寿往往是和无癌、无心脏病、无动脉硬化相伴而行，从事养蜂是预防这些疾病的天然良药和最好的职业。

我国古代的《神农本草经》载："蜂蜜安五脏之不足，益气补中……久服强志轻身，不老延年。"将蜂蜜列为养身上品。《本草纲目》载，蜂蜜"生则性凉，故能清热；热则性温，故能补中；甘而和平，故能解毒；柔而濡泽，故能润燥；缓可去急，故能止心腹疮疡之痛；和可致中，故能调和百药与甘草同功"。常吃蜂蜜有保护血管、通便、降压的功用。蜂蜜是良好的天然营养品，常吃能增强体质。在世界各国，蜂蜜的抗衰老功用受到了普遍关注。国内外的研究表明，蜂蜜、蜂王浆、蜂花粉、蜂胶等蜜蜂产品不仅营养价值高，而且还有防癌抗癌等医疗保健作用，是医食兼优的天然抗癌食品。但野生蜂蜜有毒性及隐患，老人千万别买野生蜂蜜。

蜂蜜是蜜蜂从植物的蜜腺采集来的花蜜，经过蜜蜂酿制贮存在蜂巢里的一种具有甜味的粘稠液体，营养丰富又有抗癌作用。外国学者称蜂蜜为"中国的益寿糖"。蜂蜜的主要成分是葡萄糖和果糖，均属于单糖，易于消化吸收，对于老年人颇为适宜。蜂蜜中含有16种氨基酸，其中有6种是人体必需的氨基酸。矿物质在蜂蜜中也是很多的，在人体生理活动中起着重要的作用。人体的新陈代谢过程离不开各种酶的参与，在蜂蜜中就含有蔗糖酶、淀粉酶、葡萄糖转化酶、过氧化氢酶、还原酶等多种酶。蜂蜜中还含有多种维生素，如维生素 B_1、维生素 B_2、维生素B$_6$、维生素C以及叶酸、烟酸等。美国专家认为，蜂蜜中含有数量惊人的抗氧化剂，能清除人体内的"垃圾"——氧自由基，起到了抗癌防衰老的作用。

29. "养命仙药"枸杞子

说起枸杞，有几段小故事。

相传古时候有一使者出差在外，途中遇到一位大约十五六岁模样的姑娘在用树枝责打一位大约八九十岁的老翁，觉得这样十分不该，急忙上前阻拦，问她为何如此不孝。那姑娘却说："我打的是我的曾孙，有什么不孝？你看他，家有长生不老良药而不肯服用，以致这么年轻就变得如此老态龙钟。"这使者听后十分惊异，赶忙恭敬地请教是什么灵丹妙药。"姑娘"告诉他这种药叫枸杞。由于自己每日坚持服食，今年已是372岁了。这个传说虽十分夸张，不足全信，但说枸杞具有延年益寿的作用还是可信的。

还有一个有趣的故事：相传古时，在宁夏香山脚下，有一个青年，乳名狗子，娶妻某氏，狗子妻人美心好，勤而贤惠，夫妻男耕女织，奉养老母，倒也其乐融融。然天妒良缘，外敌入侵，国家招兵戍边，狗子榜上有名，应征保国。这一去就是十余年。将军百战死，壮士十年归。十余年后，狗子从戍边归来，已是满头白发，发现家乡正在闹饥荒，老母和乡邻们都是面带菜色，惶恐不可终日。独妻子红润饱满，神采奕奕。狗子大怒责问，妻曰："吾终日劳作，渴饮香山山泉，饥充山间红果，不知饥饿。"是何原因呢？经后人发觉，狗妻食之红果乃是稀世中药材，于是将山间红果命名为"枸杞子"（狗妻子）。

枸杞的应用历史十分悠久，最早可追溯到殷代，当时的甲

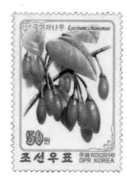

图29　世界的枸杞在中国，中国的枸杞在宁夏（朝鲜）

骨文中就有"杞"字。枸杞（图29）为茄科蔓生灌木枸杞的果实，多数野生，它有很顽强的生命力。世界的枸杞在中国，中国的枸杞在宁夏。其他如河北、甘肃和青海等省也有出产。优质的枸杞子皮薄、肉厚、饱满，甘甜而无苦涩味，椭圆且扁长。果实红如胭脂，艳如玛瑙，光彩映目，十分好看。

中医学认为，枸杞性平、味甘，入肝、肾二经，能补肾益精、养肝明目、润肺濡燥、强健筋骨，久服有延缓衰老、延年益寿之效。其功效主要是通过补肾而生精血。李时珍在《本草汇言》中记载：枸杞能使气可充、血可升、阳可生、阴可长、火可降，有十全之好。老人阴虚者十之七八，各类人群都可以每天吃一点枸杞，养生延年。汉代《神农本草经》称枸杞"久服坚筋骨，轻身不老，耐寒暑。"《太平圣惠方》中有"服用枸杞长生不老"之说，且被喻为"养命仙药"。可以含嚼枸杞、煮粥、开水泡代茶饮，也可一年四季搭配任何食材入菜。服用过程一定要长期坚持，每天吃一点才能见效。

枸杞富含蛋白质、胡萝卜素，以及维生素C、B、E，更含有枸杞多糖（LBP）、黄体素、玉米黄质、甜菜碱、亚油酸、木质素等营养物质，具有保护肝、心、肾、大脑等脏器，调节神经、增强免疫功能，改善动脉硬化程度，延缓细胞衰老进度，以及降血压、降血糖、降血脂、明目等多种作用。值得重视的是，枸杞能促进乳酸杆菌生长，而乳酸杆菌被认为是一种可以助消化、健身、益寿之品。在国外，英国人把枸杞当"超级水果"，其维生素C含量是橙子的500倍。在美国，枸杞被称为"中国雪果"。美国专家认为枸杞子汁比近40年开发的保健品都要好。

国外有药理专家称枸杞子中所含有"维生素X"为"驻颜维生素",故称它是"祛老圣药"。在食用时,注意不要长时间的清洗,以免营养成分流失,清洗时用温水稍洗即可;在煲汤、熬粥和烹调药膳时,不可长时间地煎煮,以免营养成分流失;每天食用10~20克为宜,最多每天不可超过30克;凡有高血压、性情急躁者,以及感冒发热、身体有炎症、脾虚有湿、泄泻者宜暂停服用为妥。

30. 有关寿命的几个发现

● **反应越快寿命越长**　英国一项研究发现,反应速度比血压、体重等更能预测人的寿命长短——反应越快,寿命越长。研究发现,反应迟钝者发生过早死亡的概率比反应迅速的人高2.6倍。研究人员指出,反应时间是大脑处理信息能力所用的速度,是身体协调能力的集中表现,反应速度是寿命的最佳指示器,可以反映出身体各部位相互协调的情况。反应速度越慢,说明大脑处理信息的能力越差,预示着早亡危险会更大。此外,反应快的人多是智商较高的人,他们的生活方式也更健康,因此更长寿。

● **创造力越强寿命越长**　美国研究人员在1990~2008年期间对1 000多名老年男性进行了追踪调查,他们发现,创造性能降低死亡风险。由于一个人的创造力强,能够保持完整的神经网络,甚至伴随他们进入老年期。大脑是所有身体功能的指挥中心,多用大脑可以帮助神经系统继续保持平稳运行。保持大脑的健康,可能是预防老化的最重要的方面之一。事实证明,创造性强的人寿命长。

● **有成就感的老人能长寿**　美国心理学研究人员研究发现,

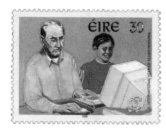

图30　通过上网等多种途径可以获得各种信息拓展视野（爱尔兰）

成就感与寿命有关，成就感强的人更容易长寿。成就感是一种向上的动力、前进的牵引力、永葆青春的助推力。如何获得这种成就感？可以有以下3个途径来获得。一通过上网（图30）、看报、听广播、看电视等多种途径，了解最新的社会热点和资讯，拓展视野；二可以学好一门技能，加以拓展；三可以多交朋友、多聊天，进行更多的团体活动，人际交往能让老人从别人那里获得归属和认同感。

●爱"较真"的人更长寿　美国研究人员研究显示：喜欢较真、认真严谨、有点压力的老人往往更健康、长寿。个性执着、做事有点较真的人，通常有着良好的生活方式；而那些老把"我没有压力，我不把它当回事"挂在嘴边的人，更容易英年早逝。研究者认为，老人应该拥有管理自己的能力，对有些事情一定要较真。

●同情心使人长寿　美国圣地亚哥的研究人员发现：老年女性对于陌生人更具有同情心。研究人员指出，随着年龄的增长，富有同情心的行为与健康和幸福程度更高之间存在着相关性。如果能够培养自己的同情心，就有望改善健康和幸福程度，甚至是促进长寿。

●多练手劲寿命长　手的握力是身体健康的指示器之一，老人手劲大是健康的表现。握力越强的人，往往越长寿。英国一项大型调查的结果证明，比起"手无缚鸡之力"的人，握力大者更容易长寿。该研究结果显示，握力会随着年龄增长而降低，中年女性的平均握力为27公斤，中年男性为40公斤，且握力每增加1公斤，死亡率可降低3%。家住上海杨浦区平凉街道有一位名叫叶植芝的106岁老人，他手的握力竟有10斤。

2013年他荣获上海市第五届十大男寿星称号。

● **高龄产妇或更长寿** 美国研究人员最新研究显示，高龄自然怀孕生产意味着产妇身体老化进程较缓，长寿概率较高。专家认为，生育最后一胎的年龄可以作为老化速度的标志之一，年龄较大时仍能自然孕育胎儿，可能显示女性身体老化缓慢。

● **精神疾病缩短寿命** 英国研究人员一项研究显示，严重的精神疾病会使人的寿命减少7~24年，对身体危害程度比重度吸烟还要严重。如精神分裂症患者的寿命平均减少了10~20年；躁狂症患者的平均寿命会减少9~20年；忧郁症患者的寿命平均减少7~11年，而药物、酒精滥用者的寿命则平均减少9~24年。

31. 名人寿星的一句话长寿经

100岁寿星孙毅说："健康长寿，始于足下。"

100岁寿星谢侠逊说："吟诗下棋，心境恬淡，饮食正常，作息有度。"

100岁寿星刘海粟说："我对人生磨难都能放得下，这是健康的第一要素。"

100岁寿星许德珩说："写日记的目的是为了锻炼大脑的功能，以保持自己的思维能力，不至于过早衰退。"

100岁寿星张国基说："一要生活规律，二要坚持运动，三要心情舒畅。"

100岁寿星黄苗子说："我该做的事都做完了。"

100岁健在女寿星罗洪说："我的长寿秘诀，得益于心境平静，宠辱不惊。"

101岁寿星马寅初说："顽强的毅力，可以征服世界上任何一座高峰。"

101岁寿星陈立夫说："养身在动，养心在静。"

101岁寿星巴金说："我只想把我的全部感情、全部爱憎消耗干净，然后问心无愧地离开人世。"

102岁女寿星帅孟奇说："两次坐牢，大难不死，必有后福。"

102岁的寿星孙越崎说："做事无愧于心。我心安理得，就可以活得长了。"

102岁的寿星陈波说："人得有点精气神！我可以没有左臂，也可以没有双腿，但不能没有精神，不能没有追求。"

102岁寿星侯仁之说："我是搞历史地理的，我以为高山、大海都为我们如何做个有胸怀的人作了榜样。"

102岁女寿星苏祖斐说："我感到一个人的精力总是有限的，要用到最需要的地方去，不要浪费精力。"

102岁当时还健在女寿星杨绛说："我心静如水，我该平和地迎接每一天，过好每一天，准备回家。"

103岁健在寿星杨敬年说："坚持每天锻炼，合理饮食起居，健康心理状态，不断运用大脑。"

104岁女寿星胡秀英说："养生最重要的一点，是要拿得起，放得下。"

105岁寿星朱屺瞻说："我的长寿经就是一个'画'字。人称笑一笑，少一少，开心能百岁；我说画一画，少一少，宽怀可长命。"

106岁寿星孙墨佛说："我的身体健康离不开这根铁手杖！"（铁手杖重8斤）

106岁寿星吕正操说："对老年人来说，锻炼就得注意一个量的问题。做任何事情过了量，过了度，就会适得其反。"

106岁女寿星宋美龄（图31）说："绘画就是我的养生之道，

每一天的练习对我的精神起到振奋的作用，因为画画可以让我忘记许多人间的烦闷。绘画也不会让我大伤脑筋，它只能让我情绪变得更好，更加欣喜和快乐。有了好心情，人也会更年轻。"

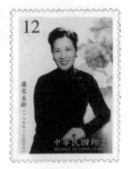

图31 "绘画就是我的养生之道"（中国台湾）

106岁女寿星雷洁琼说："老年人要保持健康，最重要的是精神要有寄托，要为崇高理想执着追求，遇事要想得开，不自寻烦恼。"

106岁寿星吴图南说："要说长寿秘诀么，只一个'练'字，没有别的窍门。"（练习太极拳）

107岁寿星邵逸夫说："我的最大乐趣是工作、上班。"

111岁的寿星苏局仙说："人要长寿，有三点要领必不可少：一要坚持有规律的生活；二要经常进行适度的体育锻炼；三要注意思想品德的修养。"

32. 长寿老人的养生一字经

● **长寿多是"静"出来的** 安徽黄山有个叫汪阿林的百岁老人，她丈夫是一名教师，"文革"期间，一夜之间成了"臭老九"，在抄家时所有值钱之物都被抄走了，家里真正地成了一贫如洗。汪阿林没有捶胸顿足，万念俱灰。她只说："钱财乃身外之物，来则来了，去便去吧。"她凭着一个"静"字，心静气顺，静以养心，任凭风浪起，稳坐钓鱼台，这胸襟气度，真不是一般人所能做到的。如今虽然耳背，可百岁的那一天，老人仿佛没有失聪，大家的祝福她都听到了，脸上笑成一朵桃花。老人平日与人为善，一辈子与人无是无非。心静从善寿自长。老人成了全村人心中的"圣人"。

●**长寿多是"忍"出来的**　安徽黄山屯溪的百岁老人程翠凤老人，她宽宏、大度、坚韧、执着，正是凭着一个"忍"字，走到了今天。40岁时，她在地里干活时，左眼不幸被枝条刺瞎了。为了省下医药费，她甚至连医院都舍不得去，只在村卫生室里简单包扎一下就回家了。58岁那年，年长她7岁的丈夫辞世。后来她和六儿子一起生活，84岁那年，老六去屯溪蹬三轮车，老人就一直一个人生活，哪个儿子都接不走她，她说一个人习惯了。这位白发苍苍的老太，全凭一个"忍"字，走过了整整一个世纪。

●**长寿多是"宽"出来的**　安徽黄山在大山深处有一位叫林进全的百岁老人，他的长寿秘诀是：功名利禄尽浮云，安心宽心过日子。他凡事尽自己的能力去做，从不计较得失。他什么事都不放在心上，不去考虑，心也就宽了。心一宽，吃得香，睡得稳，身体自然就好了。有一次，生产队里分玉米，办事人员多给了他一些被鸟啄过的坏玉米，他二话没说，提起袋子就走了。后来有人问他，为什么不生气。老人说："我只是吃了一点小亏，本来也算不上什么，要是为这事还去争上一回，吵上一架，自己身体不就搞坏了？"

●**长寿多是"少"出来的**　健康长寿，人人欲求，古今中外的养生保健专家研究发现，养生保健离不开一个"少"字。少盐会减轻心、肾等器官的负担，还能使血压趋于正常；少糖不至于造成热量过剩，引发超重肥胖；少酒限酒对身体有益，长期嗜酒会引起酒精中毒；少忧，常常知足，无虑一身轻，没有必要对一些虚幻的东西过度忧虑；少发无名火，要戒躁戒怒，当知不良情绪的持久存在会导致机体代谢失常而患病；少在屋里待，要经常到大自然中去呼吸新鲜空气，享受美好景色；少荤多素，肉类食物含有更多的对身体有害的物质，而蔬菜水果中则含有更多的对人体有益的营养成分。

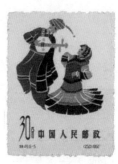

图32　出门三步就唱歌，唱支山歌敬亲人（中国）

● **长寿多是"唱"出来的**（图32）"老汉今年百岁龄，不收红包金与银，清清嗓子就上场，唱支山歌敬亲人。"唱歌人名叫周秋生，湖南湘潭人。从小放牛就学唱山歌，能做到唱半天山歌都不会有重复的。山歌唱得多了，他就练就了一手自编自唱的本领。生活中，周秋生十分爱唱山歌，可以说他的一生是在歌唱中度过的。无论何时、何地，也不管面对何人、何物，他都能做到想唱就唱、指啥唱啥，歌词与曲调编排都是有感而来，能做到"出门三步就唱歌"。边劳作边唱山歌是他生活的最大乐趣。在他的山歌里，很少听到悲凉、忧愁，更多的是快乐或者规劝。

● **长寿多是"忙"出来的**　我国著名的漫画家方成，已年逾九旬，他在回答媒体关于他的养生之道时，写了一首打油诗："生活一向很平常，骑车作画写文章。养生只有一个字：忙。"由此看来，"忙"的确是许多"大师"级人物的长寿诀窍。人忙寿自来。他们一辈子"忙"个不停从不考虑享"清福"。比如，"汉语拼音之父"周有光，早已是百岁老人了，眼不花，耳不聋，坚持读书看报，写作思考。一直在著书写作的杨绛也是百岁老人。而他们的共同点就是一个字——"忙"！人老心不老是一种智慧，老来学会"忙"，善于"忙"，是一种清醒，也是一种生活情趣。让长寿老人优雅地老去，而且老得可爱，老得有价值！

33. 老寿星中的种种达人

● **南京九旬"地书达人"王逸鸿**　南京明故宫广场有一位

九旬高龄的"地书达人"，她叫王逸鸿。他写的字工整娟秀，除了写唐诗宋词，还喜欢写英文，引得路人赞赏不已。每天早晨6点半到9点，她都会来这里写地书，许多晨练者都成了她的"粉丝"。她1924年出生于中医世家，16岁中学毕业后，便在自家诊所帮忙。当父亲给病人开药方时，自己在一旁用毛笔抄写药方，日积月累练得一手好字，并在耳濡目染下，王逸鸿也成了一名中医。不少人问她如何养生，"脚勤人不老，心宽寿更长。"她用"笔"在石板地面上写下了自己的长寿秘诀。

●**成都百岁"网球达人"黄星桥**　在成都有一位百岁高龄的"网球达人"，叫黄星桥，他生于1913年，从18岁就开始接触网球。那个年代打网球绝对是一项时髦的运动，打的人不多，场地也很少。球场大多是三合土的，球拍是木质的，条件很简陋。在青年时期，他曾与后来四川的网球元老郑祖驹等许多朋友一起打球，但他始终把网球当成业余爱好。与网球相伴的81年里，他参加过许许多多的网球队。黄老的球龄，比许多球友的年龄还大。"上午打球，下午打牌"，几乎成了黄老百年雷打不动的生活习惯。随着他年龄的增长，黄老如今在球场上挥拍的时间从2小时锐减到10分钟，但极少中断。

●**崇明百岁"气象达人"朱丹仁**　村庄比较安静，她也就一辈子不爱去外地，过着平凡的农家生活，挺好的。她曾接受过5年的教育，现在还要试着看看书。她每天5点起床，梳完头，她就翻台历，记住这一天是几号、星期几。干了一辈子农活，她对农事、节气和作物都十分熟悉。家里所有农作物的种子都是由她收藏的。她说，她年轻的时候还没有天气预报，崇明人靠"猜天"，也就是猜今后一两天的天气情况。她可是"猜天"的高手，8月里吹南风，2天半后下雨；10月的南风，一会儿就会带来雨水。她是通过天上的云朵走向，感觉风速来"猜天"的，有时候比天气预报还要准。

●103岁的运动达人戴自桃　家住湖南益阳市新兴街社区的戴自桃老太是一位酷爱运动的达人。她每天早上6点左右就起床做操了。提起做操，老太先向上伸胳膊，再踢踢腿、扭扭腰。"左三圈、右三圈，舒舒服服好身板。"老太边运动边哼起自编的歌曲。她还有一项"绝活"，那就是站立后弯下腰能用手指触碰到自己的脚尖，这个动作不少年轻人都做不来。戴老太每天上午、下午都会到自家院子里压腿，动作轻松利落；做完运动后就出去散步，即使是下雨天也要在室内转上几圈。戴老太身体也一直很棒，30多年没去过医院。随和的性格、持续的锻炼和融洽的人际关系，正是戴自桃老太长寿的秘诀。

●103岁的摄影达人施平　他生于1911年，新中国成立后曾任北京农业大学党委书记、上海市第八届人大常委会副主任兼秘书长。离休后，施平把摄影作为自己的主业，仍不停地忙碌着（图33）。从东北平原到三亚风景区，从东海之滨到美丽的新疆，他跑了许多城市和乡村，拍摄了上万张照片，出版了《走进大西北》《荷花》等4本摄影集，其中《走进大西北》是去年才出的。施平说，拍好一张照片很不容易，更重要的是要用脑，把照片拍得生动有趣，具有吸引力，那是要下一定功夫的。如果身体状况允许，他还想跑一些地方，再出一本摄影集。摄影是他终生的追求，快乐之所在！

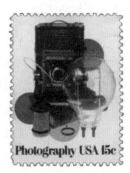

图33　摄影是他终生的追求，快乐之所在（美国）

34. 体弱多病者往往是长寿的

长期以来，人们认为百岁老人之所以能够长寿，是因为身体强壮，然而，有许多百岁老人，也身患多种疾病，身体并非强壮，仍然获得高寿，或者超过百岁。

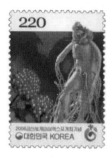

图34　人参是千草之灵，百草之长(韩国)

例一，广东梅州市蕉岭县有一位106岁的黄香招老人，最近一次体检报告中显示，她患有脑萎缩、主动脉硬化、多发性肝囊肿、肾囊肿、低密度脂蛋白下降、血红蛋白下降等十几项指标异常。然而，黄香招老人不但思维清晰、眼睛有神、握手很有力，还能生活自理。黄香招老人长寿的秘诀是心态好、脾气好；起居有规律，没有不良嗜好；几十年来，家人未曾间断地给她人参吃（图34）。

例二，上海市某区有一位93岁老人，出生在一个贫困的山区。她的父母、兄弟姐妹都不长寿。她生过9个孩子，每次都难产，吃了不少苦，生下最后一个孩子时，她已40岁，身体差点垮下来，除了内外痔疮，还有偏头痛、胃痛、腰背疼痛，后又患了高血压、冠心病。几十年来，她因为是半劳保，多病的老太很少吃药，然而她却活到了90多岁高龄。如今她腰背挺直，声音响亮，精神很好，喜欢站着与人说话，一站就是一二小时；生活能自理，还能做三顿饭；闲时还编织毛衣、缝补衣服……她每天泡菊花、山楂、决明子、枸杞、人参和茶叶等饮用；吃饭主食不能少，粗粮细粮交替吃，不偏食，吃八分饱；多运动、散步、走路、种花草等；性格开朗、乐观，万事自己想得开。

例三，芬兰一位百岁老人埃梅利·韦于吕宁因发明土豆种植机而荣获芬兰发明家联盟颁发的发明家金质奖章。自19岁起，他就患有慢性心脏病。此后，他罹患肺结核。到了晚年，他又患上前列腺癌。对于疾病，韦于吕宁一向保持乐观态度，配合治疗，积极应对。步行和滑雪是他喜爱的运动方式。饮食中坚持低糖、低盐、低脂肪，很少吃红肉，适当吃些鱼和鸡肉。他认为，长年从事发明工作也是他长寿的秘诀之一。勤于用脑，使他精力充沛，思维活跃。年至百岁还能创造发明，令人赞赏。

美国一家人寿保险公司经过大量调查分析，得出了一个令人瞠目结舌的结论："体弱多病者往往是长寿的"！这似乎有点不可思议：体弱多病，是抵抗力差，为什么反而较为长寿。健康养生专家分析了其中的原因。

（1）身体常闹病的人，经常受到小毛病的骚扰，会迫使内分泌系统不断发挥它调整和平衡的作用，为了抵御疾病，就会将体内的一些"懒散"的免疫细胞激活，这样一来，身体的耐受力、抵抗力和应急能力也会因此而增强，不让人体出现重大疾病。这样一来，"小病不断，大病不患"，对于体弱者不是坏事而是好事。

（2）凡是身体较弱、时常闹病的人，对疾病带来的痛苦感受深刻，有自知之明，能珍惜和保养自己的身体，对于健康更加渴望，不会做力不从心的事，不敢稍有懈怠。因此，这些人比身体强壮者更加关注运动，更能持之以恒，这样老人身体的素质就会明显增强。

（3）久病成良医。与正常人相比，体弱多病的人深知自己的弱点，健康意识很强。在日常生活中，无论是起居还是饮食，还有一套适合自己的科学方法，如饮食上讲究搭配和营养均衡，或者长期吃点人参之类的补品；起居上做到按时作息，保证良好的睡眠质量。心平气和则能量消耗相对缓慢，生命得以细水长流，这对他们的长寿也或多或少有些作用。

（4）现在，越来越多的人认识到，健康长寿，精神的因素比物质的因素更为重要，从某种意义上来说，人不是活在物质里，而是活在自己的精神里。人要活得开心，一定要有乐观的心态，他们对事情更看得开了。心态比较平稳，满足感也强了，期望值也不会那么高，而对于失败或挫折，心理上的承受力会更强。那些小病不断的体弱多病者，往往是精神上的"不倒翁"。

 ## 35. 重视减缓脑衰老

　　"生命在于运动"。然而，现代医学对此有了更新的认识，认为"生命在于脑运动"，因为人的衰老首先是从大脑开始的。俗话说的"人老腿先老"其实并不全面。

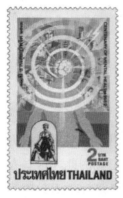

图35　大脑是人体的最高司令部，是元神之府（泰国）

　　大脑是人体极其重要的器官，是人体的"最高司令部"，是生命要害的所在，其功能的壮旺无疑是健康的基础（图35）。中医学认为"脑为元神之府"，脑是精髓和神明高度汇聚之处。

　　研究人员大量研究发现：勤于用脑人增寿；兴趣广泛助长寿；积极思考的人寿命长；反应快的人更长寿；愈聪明，愈长寿；智商越高越长寿；创造力越强寿命越长；学历高的人更长寿；高级知识分子的平均寿命比一般文化水平的人长得多；脑力劳动者的平均寿命比体力劳动者长；当代作家寿星多；学者大师多长寿；中科院院士普遍长寿……我国109岁寿星仍撰稿出书的著名语言学家周有光先生，如此高龄，如此精力，在国内实属罕见。所以，就有"学习让人生出彩"、"要健康长寿先要健脑"、"人老心不能老"等种种说法。

　　进入中年，脑子各项功能都在退化，尤其是记忆力逐渐衰退。人的大脑不用会老得更快，所以得多锻炼、多用。就像肌肉一样，大脑在锻炼过程中能组成新的神经元，可使神经系统变得更加稳定和灵活多变。国外研究人员研究发现，经常用脑与不用脑的人相比，同样年龄的老年人中常用脑的脑血管经常处于舒展状态，大脑血液循环系统较健康，血液供应丰富，脑细胞得到良好的营养，大脑萎缩少，空洞体积也小，衰老明显推迟。可见大脑功能的退化程度，不是和人的年龄老少有关，而是与用和不用关系密切。经常用脑的人到了六七十岁，思维能力仍像30岁那样灵敏；反之，老人记忆力的衰退主要是长期不用脑，置脑于废用状态所致。甚至那些三四十岁就不愿意动脑子的人，脑力也会加速老化。

人一旦进入老年，一部分脑细胞已经死亡，只有训练有素的大脑才能轻松自如地应对各种过大的生活负担，在面临诸如出现血压、血糖和血脂等体内平衡偏差时，能更好地保持心理上的平衡，从而尽可能少得病，或不得病。

现代医学表明，读书和勤于动脑，从某种意义上来说，等于老年人精神上的长跑，不仅可以调节人体免疫功能，消除烦恼，抵制不良心理情绪，增添生活情趣，丰富生活内容，做到老有所为、老有寄托，而且可增强人体免疫力，延缓衰老，尤其是能够延长脑细胞的寿命。

当我们日复一日地按照"老习惯"生活时，大脑便学会了"偷懒"，会不假思索地按照我们发出的指令重复工作。长此以往，大脑功能逐步退化。研究人员提醒：只要我们在日常生活中改变一些"老习惯"，就能把我们的大脑再度激活。

例如，闭着眼睛洗澡，闭上眼睛后，人的注意力会更加集中，大脑敏感程度提高，有助于促进大脑活力。把时钟倒过来放，右脑则马上"启动"，可以人为地增加大脑的思维活动，有锻炼脑力的作用。变换吃饭时的座位，从而提升大脑活力，有利于集中注意力，缓解大脑疲劳。香味物品放在床头，例如香水、香包、水果等具有好闻气味的物品放在床头，能促进大脑的记忆能力。学门艺术，例如音乐、美术、摄影、舞蹈等，艺术语言和情感等抽象思维对大脑的影响，更能挖掘大脑的想象力和潜质。其他还有学一门外语、玩玩具、上网交流、写作等等。

总之，衰老引起脑功能的退化是不可避免的自然现象，我们能做的无非是减缓衰老。

 ## 36. 任何年龄都不可任性挥霍健康

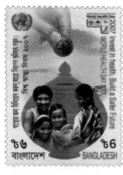

图36 不可任性挥霍
健康（孟加拉）

健康是无价的。在地球上没有什么收获比得上健康。但是有了健康，就可以任性了吗？对于健康，绝对不可任性，当它失去以后你才发现它的价值。金钱可以买药物，却不能买健康。虽然健康不能代表一切，但没有健康就没有一切。有健康，人便有希望，有希望的人便可能有一切。攒钱不如攒健康（图36）。你没有健康，还拥有什么呢？

●儿童少年　来自郊区的肥胖儿童小宝，衣服紧绷在身上，走路都有点困难。一个身高150厘米的12岁男孩，体重就达78公斤。医院儿童保健门诊的医生指出，类似这样患肥胖症的儿童，医生每天会接诊二三十例。其原因是孩子们吃得太多，吃得太好，动得太少，想吃什么就吃什么，想吃多少就吃多少，孩子们太任性了。例如，上海市儿童肥胖症患病率已达11.5%，肥胖已成了我国儿童"第一流行病"。研究发现，7岁肥胖儿童将有41%成为肥胖成人，10~13岁肥胖儿童将有72%成为肥胖成人。有30%~40%的肥胖儿童存在高脂血症，儿童肥胖又是儿童高血压的独立危险因素，约有30%的肥胖儿早期血压偏高，还发现13周岁肥胖儿合并高血压者有14.7%，为体重正常儿童的3倍。儿童肥胖是成人糖尿病的前驱症,约有4.5%的肥胖儿有糖代谢障碍存在。肥胖儿伴脂肪肝较为常见,约占42%。可见儿童肥胖确实是百病之源。

●青年 一位31岁的年轻人竟然在春节后患了心肌梗死。这是由于他在春节期间太任性,天天熬夜上网,通宵不睡觉,只在白天迷糊几个小时,这样的生活持续了整整一周。毋庸置疑,小伙子患心肌梗死,与他通宵不睡持续一周这种不良的生活方式有很大的关系。现在,有很多年轻人,认为自己年轻,没有自我保健意识,任性地透支自己的健康财富:过度地K歌、熬夜、酗酒;平常不运动,上下楼乘电梯,出门打车;应酬繁多,经常推杯换盏。想怎么就怎么着,没有一点顾忌。这样日子久了,腰围增粗,体重超标,有高血压、血脂高、血糖高,他们成了各种慢性病的高危人群。冠心病、糖尿病等各种疾病自然就会找上门来,严重者导致疾病发作,甚至猝死。

●中年 我国每年"用生命加班",因"过劳死"去世的人已多达60万。2004年,爱立信、麦当劳两位管理者因"过劳死"相继辞世;2005年,浙江大学数学系年仅36岁的教授累死职场;2006年,戴尔公司中国总部一名员工在加班时突然倒地,50多天后因胃癌死亡。由于中年人正处于"蜡烛两头烧"的人生阶段,经受着事业和家庭的双重压力,身体长期处于超负荷状态,经常任性带病上班,有病干扛硬扛,精神高度紧张,心脏负担加重,使心脏疾病的患病率增加。再加上部分人群有嗜烟、嗜酒、熬夜、营养过剩、不运动等多种不健康的生活方式(实为疾病的危险因素),缺乏自我保健意识和能力,任性挥霍健康,致使许多老年人患的慢性病已悄然逼近他们,并死死地缠上他们,而且往往还会贻误了最佳的治疗时期,使健康问题不断升级。他们的健康状况在不知不觉中变得千疮百孔,不堪一击。当意识到问题严重时,往往回天无力。

儿童少年、青年、中年时期都不注意健康理念，人到老年还会有健康吗？所以，在人生途中，任何年龄人群都不可任性挥霍健康！

37.长寿的关键是把握中年

行为和生活方式对寿命的影响远比基因大得多，中年生活方式不良者可减寿10年以上。长寿是由日常生活中的健康细节一点一滴地积累而成，如果从现在起，就开始你的健康积累大计，你的寿命将比你想象的要长得多。

美国的一项研究称，现代人的身体越来越差，健康问题主要集中在50岁左右的人士，肥胖带来的负面影响逐渐凸显，高血压、糖尿病、心脏病等慢性病纷至沓来。在心脑血管病方面，50岁确实是个节点，50岁以上得高血压、高血脂和冠心病的人明显增加。特别要警惕心脑血管病"50岁现象"。"50岁现象"绝不仅仅是50岁的问题，或许此风险从过了40岁就开始了。但凡有个诱因，比如突然的焦虑、天气突变，甚至便秘都会成为导火索。故50岁左右的人一旦感到胸闷、气短、前胸痛，或体力突然下降，极度疲乏，一定要提高警惕，去医院检查，以免错过了宝贵的救治时机。此外，人过50应查一下颈动脉的斑块，这一项检测既容易做，又能说明问题，并可指导疾病的治疗工作。

肩周炎目前医学上称为"冻结肩"，俗称"五十肩"。该病好发于50岁以上人群，女性发病率略高于男性。其主要症状是肩关节活动受限，不能抬起上肢，即使他人帮助也不能抬起上肢，特别是手不能触摸到后脑勺，影响梳头动作。另外，可伴有疼痛，特别是活动到最大角度时疼痛明显，夜间疼痛更甚，可痛醒。冻结肩经过康复训练，药物治疗一般都会痊愈。而且，肩周炎是一种自限性疾病，如不经过治疗，经过数月或1年以上时间后，多数病人疼痛也可消失，关节功能也可恢复。

骨关节从30岁开始退化，50岁明显体现，尤其是各大关节很容易出现疼痛、炎症或病变。50岁及以上的人还面临骨质疏松问题。因此，处于这个年龄的人应特别关注骨骼健康。女性在这个时候更应该多关心自己的补充钙和维生素D，以帮助钙质的吸收，此外还要保持适当的运动量，最好是户外运动。雌激素治疗有非常严格的适应证，并非人人都适用，必须在医生的指导下进行。

50岁后肌肉丢失快。人过50岁，肌肉丢失加速，"肌肉减少症"会接踵而来，主要是因骨骼肌量流失、强度和功能下降引起的综合征，在中老年人中比例较大。故中老年人每人每天摄入优质蛋白，不得少于1克/公斤体重，并要注意锻炼肌肉，耐力、柔韧性和力量训练都不可少。

女性50岁开始正式进入更年期，会出现心悸、乏力、多虑、情绪不稳定、情绪低落、易激动等问题，从而影响睡眠，导致早醒、多梦、入睡困难等。50岁男性10%有更年期健康问题。50岁以上的男性应定期通过专业测定问卷，了解自身是否存在睾酮缺乏，一旦发现问题或有所怀疑，就要尽早前往医院诊治。

50岁后查眼底。眼科专家认为，随着白内障手术的成熟和老龄化进程加速，老年性黄斑变性（简称"老黄"）正逐渐替代白内障，成为老年人致盲的第一杀手。"老黄"50岁前发病很少，50岁以上发病率达到10%以上。建议人们50岁后要定期查眼底，一年至少一次（图37）。

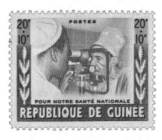

图37　50岁后的中年人要
一年查一次眼底（几内亚）

50岁左右，最好每年还要去医院做个"记忆体检"。老年痴呆症在初期的突出表现就是记忆障碍，但是由于该病易同人体自然衰老症状相混淆，因此常被误诊。通过记忆门诊检查，医生可对患者进行神经心理测试、脑影像学检查等，评估中年人的记忆、智力和日常生活能力，判断其认知、情感、精神、运动及行为能力减退的速度与幅度，并与实际年龄的生理性衰退程度作比较。如果超过太多，则应怀疑是否已经患上了老年痴呆症，应当及时采取干预措施。

38. 减寿的原因何其多

● **吸烟者平均寿命少10年**　2012年我国卫生部首次发布了《吸烟危害健康报告》，这是我国第一部系统阐述吸烟危害健康的权威报告。报告指出，吸烟者与不吸烟者相比，平均寿命减少10年（图38）。

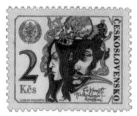

图38　世上首枚戒烟邮票，画面寓意吸烟象征着死亡（前捷克斯洛伐克）

● **严重肥胖或致人减寿14年**　美国研究人员研究发现，身体质量指数大于40的严重肥胖者比正常体重者的平均寿命最多要短约14年，因为他们更容易出现癌症、心脏病、脑卒中、糖尿病和肝脏疾病等健康问题，并因此过早地死亡。

● **南京出炉疾病"减寿排行榜"**　南京研究人员曾公布南京人的疾病"减寿排行榜"：恶性肿瘤平均减寿9.6岁；心脏病平均减寿4.3岁；脑血管病平均减寿3.9岁。

● **每天看电视3小时早死风险加倍**　美国研究人员通过8.2年的跟踪研究后发现，每天看电视3小时的人，其早死风险要比每天看电视1小时以下者高出1倍。因为久坐不动的生活方式可能会引发高血压、肥胖、癌症和心脏病。澳大利亚研究人员研究发现,每天看电视6小时,将减寿约5年。

●**沉迷社交网站寿命可能缩短**　英国心理研究人员研究发现,沉迷于社交网站可能增加人们患癌症、心脏病、痴呆症和脑卒中等疾病的概率。因为面对面直接交流的减少,会改变基因作用方式,影响人的心理状况,干扰免疫系统、激素水平和动脉血液流动。长此以往,患癌症、脑卒中、痴呆症和心脏病的风险增加,寿命可能缩短。

●**长时间乘车或开车会折寿**　美国研究人员研究发现,每天上下班长时间乘车或开车会导致多种疾病和健康问题,缩短寿命。长时间乘车或开车导致的压力和久坐最容易导致腰围变粗、血压升高和身体质量指数上升。

●**过早退休会折寿**　美国研究人员研究发现,与65岁退休的人群相比,55岁的人群(指不做事,对生活无目标的人)10年内死亡危险增加89%。研究人员分析指出,两大关键原因是:身体活动量明显减少和生活失去目标。

●**炮仗型人格寿命短**　丹麦研究人员通过11年的跟踪研究后发现,社会关系紧张或者常与配偶、子女吵架,会使死亡风险增加0.5~1倍;常与他人发生争吵则会增加2~3倍。这类人脾气暴躁,压不住火,一点就着,被称为“炮仗型人格”。

●**已婚女性生闷气易折寿**　美国研究人员研究发现,那些在夫妻争吵中保持“自我沉默”、生闷气的女性的死亡率是那些可以自由表达自己的女性的4倍。研究认为,婚姻中保持健康的交流方式很重要。当发生冲突时,夫妻双方都允许对方有自由表达的环境,这对保持双方的身体健康和良好关系都有益处。

●**离婚减寿3年**　离婚会导致情感大起大落,意外死亡及心脏病死亡危险大增。同时,癌症、肺炎、高血压也大大增加。

当然如果婚姻生活极不幸福，分手还是有益健康的。

● **焦虑会使人短寿6年** 美国研究人员研究显示，因恐惧或其他持续焦虑因素而使自己十分焦虑的女性，其所引起的细胞损伤可能会让人缩短寿命6年。

● **服用安眠药早亡危险增加** 英国研究人员研究发现，经常服用安眠药的患者比不服用安眠药的患者早亡危险增加4.6倍。

39. 廉洁的人少病且长寿

病由心生，心理压力是百病之源，76%的疾病是情绪性疾病。医学专家指出，腐败的官员都活不长，人越腐败死得越快。有一幅漫画《心理压力最大的中国人：贪官》，形象地描绘了这类人群大起大落的心理状态："权大了，钱多了，总有点不踏实，怕纪检找谈话，怕'双规'。晚上收贿赂，白天叫反贪。"

在巴西有位叫马丁思的医生，他进行了一项长达10年的研究。他对583名被指控犯有各种类型的贪污、受贿罪的官员作了调查，并与583名政界廉洁的官员的情况作对照，得出了令人吃惊的结论：失廉官员中60%的人生病，其中患癌症者占53%，心脏病如心肌梗死、心绞痛、心肌炎等占27%，脑梗死、脑出血等其他病占30%，在1~6个月内死亡者占5/6。廉政官员583人中只有16%的人生病，无死亡。另外，他还对失廉官员583人做了心理测验，70%的人心理状况极差，经常服镇静剂。他又对被免职的16名福利局官员做调查，他们的平均年龄只有41岁，都被指控严重渎职以及以权谋私，因案情严重全被免职，有15人在3年后生病，其中6人残废，4人患癌症，2人患脑出血后遗症，1人患帕金森病，2人失明。

马丁思医生研究后认为，腐败官员之所以生病损寿，主要是由于长期精神紧张，心理失衡，生活失去规律，造成神经功能、新陈代谢、内分泌、消化与排泄功能紊乱，健康受损。一般来说，贪污受贿的人一旦得到不义之财，多数是大肆挥霍、豪饮暴食、犬马声色、纸醉金迷（图39）。为了得到更多

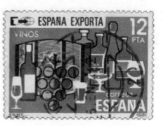

图39　豪饮暴食、纸醉金迷的生活方式（西班牙）

的不义之财，这些人常在复杂的人际关系中奔波，或是为了防止暴露及阻止调查，处心积虑地思索，或是密谋于阴暗角落，生活上时刻得不到安宁，这样的生活能不导致生病吗？

腐败贪官的不义之财到手后，首先是精神兴奋、神气十足，自诩搞钱有术，与人交往讲排场、摆阔气。一旦惩治腐败之廉政风暴席卷时，他的自得情绪立即被紧张和恐惧所替代，变得抑郁寡欢或暴躁易怒。贪污受贿暴露，受到应有制裁，其心理影响更大。这样大起大落的心理刺激，很容易产生应激状态，引起机体的免疫功能下降，各种致病因子乘虚而入，机体健康危机四伏。一个人处在这种极度紧张的精神状态下能长寿吗？

马丁思医生的研究结果再次证明，丧失道德的人，贪污受贿也好，偷盗抢劫也好，谋财害命也罢，不但政治上到头来没好下场，而且身体上到头来也绝没有好下场，远比忠诚、廉洁、善良、正直的人多病及少寿。

据研究，与人为善、光明磊落、情操高尚的人，心理长期保持泰然自若，俗话说："为人不做亏心事，半夜敲门心不惊。"良好的心理，能促进体内分泌一些有益的激素、酶类和乙酰胆碱等，这些物质能把血液的流量、神经细胞的兴奋调节到最佳状态，从而增强机体的抗病力和抗癌能力，促进健康和长寿。但有悖于社会道德准则的人，其胡作非为必然在其心理活动中产生种种矛盾心理，如紧张、恐惧、内疚、自责、忏悔等，终

日心不安、思不休，白天食不知味，夜里寝不能寐，惶惶不可终日，时时惧怕罪行败露。一系列的精神负担和不良情绪，最终必然会导致神经、内分泌功能紊乱，干扰各脏器正常生理代谢过程，大幅度削弱免疫系统功能，备受心理的重压和疾病的折磨，甚至丧生。

国内虽然没有可类比的资料，但从很多腐败者被查处后身体状况急转直下的情状，也可以对以上观点作一定程度的旁证。

40. 富人比穷人更长寿吗

俗话说，"富贵长命"。难道一个人富贵了真的就会长命吗？长寿也嫌贫爱富吗？

2006年德国的一家研究机构发表了一份报告给出了他们的答案：富人的平均寿命比穷人长。该研究机构对全德国520万名领取法定养老金的退休男性进行调查后发现，与领取较低退休金的人相比，那些领取较高退休金的人平均要多活5年。报告显示，月退休金达到1 880欧元的男性平均可活到84岁，而月退休金在1 100欧元以下的男性的平均寿命则只有79岁。健康专家分析指出，安全是长寿的重要因素。对于老年人来说，有稳定的收入显得尤为重要。这样他们可以量入为出，安排并充实的过好晚年生活。

美国研究人员研究发现，美国富人与穷人之间的预期寿命差距"很大并仍在加大"，与20年来收入差距扩大同步加大。1980~1982年，最富人群的预期寿命比最穷人群预期寿命长2.8年 。到了1998~2000年，二者之间的预期寿命差距增至4.5年，而且这个差距仍在加大。

2013年英国统计局发布了一份针对伦敦人的健康寿命*的统计结果，结果显示：伦敦西南"富裕区"的列士文区的女人可以拥有72年的健康寿命，但东伦敦"贫困区"的塔村区的女人健康寿命只有54年。二者相差竟达18年。

　　研究经济的人分析说，富人与穷人的寿命差距，首先可能是由于工种的差别，类似矿工、搬运工这种体力作业者，他们的身体也受到更多的摧残。其次，就是医疗福利方面，富人可以享受更好的医疗服务。再有，富人比穷人的生活方式更加健康，越来越多的富人注重养生，不吸烟，适量饮酒，并注重健身。

　　研究心理学的人则认为，富人更长寿是因为越富有的人越聪明。社会地位确实与智商和其他智力衡量标准密切相关；智商与"健康素养"密不可分。智力也与前瞻能力——避免确定的健康风险（包括吸烟）相关。

　　美英两国心理学研究人员证明，经济是基础，富人比穷人更长寿，其原因可能有以下几点。

　　（1）生活富裕的人，会更重视自己的健康，由于经济条件好，从健康的基础来讲，他们能够获得充足的营养，而且更有条件去获得合理的营养。生活条件差者相比之下获得合理的营养就难了。比如日本，是世界上较富裕的国家，同时也是世界上最长寿的国家。

　　（2）生活富裕的人往往更愿意了解与健康相关的问题。由于医学科技的进步，医生能够诊断并治疗多种癌症和心脏病

---

* 健康寿命：这里的"健康"是指身体功能大体正常，不需要接受护理服务，可以正常、健康地进行日常生活的年限，这决定了生命的质量。我们应该追求健康长寿，因为失去了健康的长寿是没有意义或意义很小的。

（图40）。经济富裕、受过良好教育、文化水平高的人更有可能利用这些成果，可以进行定期健康检查，可以对疾病早发现、早诊断、早治疗，这对于健康和心理状态肯定是有积极意义的。而生活在社会中下层的收入水平低的人，平时就很难重视自己的健康，当发现疾病时好多已到了中晚期，失去了治疗机会。随着医生在诊断、治疗方面取得的进展，富人与穷人之间的这种差距不可避免地还会加大。

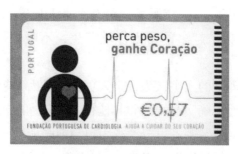

图40　运用现代化诊断仪器能及时诊断各种
心脏疾病（葡萄牙，电子邮票）

（3）在低收入者的诊所里，不遵守医嘱的现象尤其严重，高达60%。在许多贫困地区，这种情况更常见，比如高血压是常见病，需要终身服药治疗，收入高的人往往能够坚持治疗，而收入低的人就不一样了，他们或者因为收入低用不起药，或者因为没有症状就认为没事了，血压再高也不用药，结果发生脑卒中的不在少数。

（4）研究发现，在教育程度和收入水平较高的人群中，吸烟率下降更为迅速。而在生活水平处于下层的人群中，吸烟、肥胖和不爱活动的生活方式更为普遍。生活水平低下者，往往面临着更多更大的生存压力，这些压力的长期存在，会导致许多人患病。

41. 控制老年斑才能长寿

人在青壮年时期，体内有天然的抗氧化剂和抗氧化酶，这些抗氧化物质会使游离基变为惰性化合物，不能生成过氧化脂质，故不能对细胞有所破坏。然而，随着年龄的增长，体内的抗氧化功能逐步减退，到了老年时体内游离基便会起破坏作用了。

人进入老年以后，细胞代谢功能减退，体内脂肪代谢障碍容易发生氧化，产生老年性色素斑，即脂褐素。这种不溶性的色素不能排出体外，于是沉积在细胞体上，在皮肤上就会出现淡黄色或棕褐色的扁平斑块，直径大多在1~10毫米之间，大小不等，大的斑点直径可达2~3厘米，好发于老年人的面部、额头、手背，以及小腿、足背、背部、颈部、胸前等平常裸露的皮肤上，人们习惯称它为"寿斑"，医学上称为老年斑。以其成分主要是脂类占50%，蛋白质占30%，其他物质占20%。老年斑形成以后一般不容易消退。老年斑出现越晚越好。

一般来说，老年斑的发生率很高，几乎绝大部分老年人都能发生。据统计，60岁以上的男性，约有90%的人出现老年斑，60岁以上的女性，约有94%的人出现老年斑。研究发现，这些棕褐色的斑点主要是皮肤的基底细胞里，有一种叫脂褐质的棕色颗粒堆集而成。这些棕色颗粒是不饱和脂肪酸过氧化反应时，产生的一种分解物，由于细胞不能继续将它分解和排除，就逐渐堆积在细胞里。它们存在于细胞内，妨碍细胞代谢，加速细胞功能衰退，引起细胞老化。脂褐质色素不仅聚集于皮肤上，还可以出现于心脏、血管、肝脏、大脑和内分泌腺等处，影响着各脏器的正常功能，如积存于大脑的神经组织中时，就会影响脑功能，从而加速了脑衰老过程，甚至引起老年痴呆症。可见老年斑的形成，是皮肤老化的象征，是人体衰老的形态学标志，它不仅影响容貌，也传递了人体内脏器官组织老化的信息，并提示体内自由基与自身抗氧化防御系统的严重不平衡。因此，对于老年斑，切不可掉以轻心，只有控制老年斑才能长寿。

那么，老年人怎样才能控制老年斑呢？

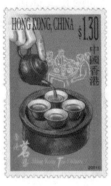

图41　茶叶中所含的
茶多酚是老年斑的
克星（中国香港）

●**切实改变饮食结构**　首先，要多喝茶（图41），茶是我国的健康国饮，茶叶中所含的特殊化学成分茶多酚，是老年斑的克星，茶多酚能够有效清除人体内的自由基，对祛除老年斑、延缓衰老的效果则更加明显。其次，要调整食物中脂肪的含量，每天不得超过60克，要少吃动物脂肪和油腻、辛辣食物；要多吃富含维生素C的新鲜蔬菜水果，如番茄、青椒、茄子、胡萝卜、卷心菜、山楂、大枣、苹果、香蕉等，因为维生素C可以改善皮肤细胞的代谢；要多吃富含维生素E的食物，因为维生素E是抗氧化剂，它能够减少脂褐素的形成，如植物油、芝麻、核桃仁、瘦肉、动物肝、乳类、蛋类、花生米、莴苣等；特别要多吃富含微量元素铜、锌、锰的食物，如海产品、奶、蛋、蜂蜜、小麦、小米、黄豆、芝麻、大白菜、菠菜、扁豆、萝卜等。并且还要忌烟酒，不饮用过浓的咖啡。

●**起居有常适当运动**　老年人在白天应适量做一些体育锻炼活动，可以增强心血管系统、呼吸系统、消化系统、神经系统和肌肉骨骼系统的功能，促进新陈代谢，可以防止这种老年色素沉积在血管上，阻止血管变性；吃饭时，要细嚼慢咽或咀嚼口香糖，使面部有更多的肌肉动起来，以改善面部血液循环和皮肤新陈代谢，推迟老年斑的发生；还要避免长时间阳光暴晒，必要时可适当涂用防晒霜。

●适当采用药物保健　老年人每天含服人参1~2克，能够起到增强体质、抗氧化、防止老年斑的作用。生姜中含有多种活性成分，其中的姜辣素有很强的对付自由基的作用，经常饮用生姜蜂蜜水，脸部和手背等处的老年斑或程度不同地缩小，或可颜色变浅。

●老年斑突然增多别大意　如果老年斑突然增多，迅速增大，或颜色突然变深，伴有瘙痒、疼痛，特别是出现破溃不愈、增厚角化，变成皮角，都要提高警惕，及时就医，以排除恶变可能。

42. 低温养生与延年益寿

所谓低温养生，就是让人体处在一个相对低温的状态，以达到降低细胞代谢速度、延缓衰老的目的。

动物世界有这样一种现象，冷血动物寿命长，如蛇的寿命较长（图42），而鸡的寿命就短。因为鸡的体温高，而蛇的体温低。高温意味着危险，而低温则暗藏着长寿的机会。关于人体37℃口腔温度是正常平均体温的说法，源

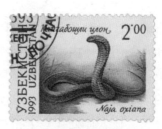

图42　冷血动物中蛇的寿命较长（乌兹别克斯坦）

于1868年德国医生的研究报告。但美国的研究人员在1992年指出，人体体温的平均值应是36.8℃，有37℃体温者仅占人群的8%。而体温过高和过低，人都不能承受，因此，人属于恒温动物。但是，有人怀疑37℃也许不是最佳温度，而36.5℃可能更好。

不久前，有一项研究发现，把小鼠的正常体温降低0.5℃，

它们的预期寿命最高可增加20%，这相当于人增加7~8年的寿命。另一项研究发现，体温被人为降低的白鼠，其寿命要比普通白鼠更长。降低体温后，雌性的寿命增长了20%，而雄性的寿命增加了12%。这意味着用安全的办法使人体温度略为降低，可能有助于延长寿命。

生理学认为，低温有利于身体多余热量的散发，使大脑清醒，进而减少大脑在高温状态下造成的损耗。人的血液在常温下贮存会很快腐败，而在4℃的血库中可保存3周。断肢再植病例中，断离的肢体必须冷藏才不致坏死。因此，长寿学有一种"生命能"消耗学说，即每个人都有其特定的生命能，此能一旦释放完毕，生命即告结束。所以，必须让生命能缓缓释放。寒带低温环境中的人之所以长寿，就是这个道理。

研究发现，低温是形成长寿的环境。例如，塔吉克人长年居住在平均温度低于平原10~15℃的环境中，相对湿度稳定，因而呼吸道疾病、风湿病大为减少，这些都构成塔吉克民族长寿的外在因素。人在低于18℃的低温环境下生存时，肌肉收缩，汗孔关闭，体内水分更容易保存，进入体内的营养物质也容易被充分吸收，有利于增强身体抵抗力。其次，在寒冷地区生活的人，活动较少，消耗也少，衰老得会相对晚一些，寿命自然延长。让人体处在一个相对低温的状态确实有利于长寿。如果就寿命而言，人类体温37℃也许不是最佳温度，而36.5℃可能更好。其原理可能是，低体温延缓了新陈代谢和身体其他副产品的产生，如自由基。而自由基是损害细胞和促使细胞衰老的元凶。

以低温养生来延年益寿还停留在探索阶段。有研究证实，如果体温能降低2℃，人的寿命可以延长1倍。当人的体温降低3℃时，人的代谢率可降低一半，机体的耗氧量仅为正常的50%。美国、日本、俄国的医学家预测，如果一个人每晚入睡后体温能下降5℃，则这个人的寿命可延长30~40年。美国的生物化学家时特鲁博士已试制出一种冰柜，可以使人的体温降至15℃左右。每晚在冰柜里睡觉，次晨冰柜会自动升温到37℃，人可以照常生活、工作。据悉，欧美已有不少自愿者申请这种"冷房睡眠试验"。如果这种方法推广并运用于人们的日常生活中，就具有现实意义了。据悉，日本一家科研机构正开展一项人类冬眠技术研究，如获成功将使人在低温环境下安全地睡上数十年甚至数百年，不仅能延长寿命，而且能大大提高生命质量。一生都致力于人类老化研究的、现年75岁的德国科学家萨姆斯计划亲自实践冷藏过程，欲在零下196℃保存，持续冷藏150年。一些目前还无法有效医治的绝症患者，也可以通过冬眠保存其生命；等待医学界找到治疗这种绝症的方法，便可将其复苏，进行有效治疗。

降低体温可以延年益寿已被越来越多的人所认识。比如生活在寒带的人平均比热带的人多活10~30岁，而且百岁寿星的数量至少高出10倍以上。这是因为低温会促使人体产生一种冬眠素。这种冬眠素可使细胞代谢减缓，养料消耗大大减少。

冬季气温低，是低温养生的最佳季节。在现实生活中，人们怎样做到低温养生呢？如在不感冒的前提下，可以少穿一件衣，根据自己的体质情况，锻炼洗冷水浴和参加冬泳；少吃一口饭；常喝温水、温茶，不喝烫水、烫茶；多吃各种养阴食品，包括水稻、莲藕、鸭、鱼、竹笋、莴苣、大白菜、萝卜、土豆、冬菇、蘑菇、苹果、冬梨、冬枣等。

 # 43. 宋庆龄的心理养生

宋庆龄（1893~1981），中华人民共和国名誉主席，是"国母"级人物。她是20世纪最伟大的社会公仆和社会领导人之一，她毫不动摇地从事为中国人民幸福的事业，因而赢得了世界各地人民的尊敬。她那坚毅的精神与伟大的人格，是我们永远学习的榜样。她的心理养生之道很有特点，值得我们好好学习。

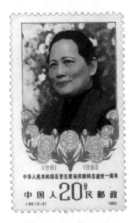

图43 宋庆龄美容的最大秘诀是宁静（中国）

● **宁静致远** 宋庆龄端庄典雅，仪态大方，美丽动人，风度不凡，慈眉善目，和蔼可亲。她美容的最大秘诀是"宁静"。这种"宁静"是一种内在的平静感。无论生活和社会如何变化，这种"宁静"始终留传在她身上，她因此也一直保持着特有的美。一次，一位好朋友问她："您最大的美容秘诀是什么？"她告诉朋友：不为外面的花花世界迷惑，心平气和地面对一切，这样会有美好的内心世界，这样才会更加美丽。可以看出，她的"秘诀"就是使自己始终保持一种内在的平静感（图43）。

● **平易近人** 宋庆龄喜欢朴素、雅洁、整齐的人，很重仪表，但却不喜欢刻意打扮的人。她是很严谨的，她要求保健医生要遵守时间，穿戴整洁。相处久了，人们就会感到宋庆龄坚强热情，可亲可敬，平易近人。时间相处久了，宋庆龄视保健医生为知己。每次诊疗结束后，她经常在上楼走到楼梯半途的时候，回头和医护人员招手示意再见，使医护人员们感到宋庆龄是个重情义、感情细腻的人。为表示对所有为她作出服务的医护人员与工作人员的感谢之情，宋庆龄曾多次举办电影招待会，请他们去她寓所看电影。有一年的冬天，还送骑自行车的保健医生棉帽子与棉手套，使保健医生感到心里热乎乎的。每年过年时宋庆龄

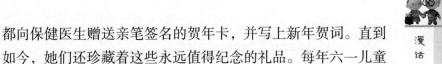

都向保健医生赠送亲笔签名的贺年卡，并写上新年贺词。直到如今，她们还珍藏着这些永远值得纪念的礼品。每年六一儿童节，宋庆龄都会请来许多小朋友到她家中和她共度节日，她把玩具送给孩子们，还与他们合影。此外，她对身边的一个保姆，也是那样的有情有义，平等相待。

注重消遣　宋庆龄的母亲非常重视对子女的教育，叫她们学钢琴等。因此宋庆龄还弹得一手非常悦耳动听的钢琴，这是一件抒发情怀的高雅事情。她老人家的消遣方式，尤其喜欢弹钢琴。在晚年，由于关节痛，活动不方便，就以打康乐棋作为体育活动。这是宋庆龄非常喜爱的一项活动，每天午饭后她都要和身边的工作人员打上一阵。打完康乐棋才上楼休息。这项活动不剧烈，玩时需四人进行，两人分成一组，游戏时是双方各自轮流着用木棍把棋子推进对方桌角上的圆洞里，多者为胜。宋庆龄对纯净善良的鸽子情有独钟，每天她都要去鸽子房逗留一会。

● **坚毅乐观**　宋庆龄曾经深受荨麻疹和关节炎等疾病的困扰，荨麻疹折磨了宋庆龄整整一辈子！这个可恶的顽症，使得宋庆龄备受肉体与精神上的双重折磨，使她浑身上下都刺痒，奇痒难熬，晚上无法入眠。后经多位皮肤病医生及皮肤科老中医诊治，确诊为银屑病，经严格控制饮食，治疗后略有好转，但未能治愈，这使宋庆龄非常烦恼。但总的来说，她对于疾病的态度是积极主动、乐观的。哪怕到了生命的最后几年，宋庆龄纵然备受病魔折磨，她还是十分注意自己的仪表仪容，尽力保持着她在公众面前的美丽形象，乐观地与病魔作斗争。最令人感动的是，1981年3月，快要走到生命的尽头，宋庆龄仍以惊人的毅力，出席国事活动！

44. 长寿的一把金钥匙

有一则故事，讲的是一个老妇有两个女儿，大女儿是做雨伞生意的，二女儿是做布匹印染的。每当天下雨的时候，老人就十分忧虑，她怕二女儿染的布晒不干；可每当天晴的时候，老妇又为大女儿忧虑，担心大女儿的雨伞卖不出去。为此她经常唉声叹气，心情不好，也经常得病。

老妇的一个邻居，在得知情况后，就劝解她说："下雨的时候，你的大女儿可以卖掉很多雨伞，天晴的时候，你的二女儿染出的布都可以晒干呀，她们的生意都很好。你如果能这样想，还有什么不高兴呢？"果然，老妇高兴了，身体也变得硬朗起来。这个小故事寓意人们对事物的认知都具有两面性，即乐观性与悲观性。

人的一生会遇到数不清的烦恼，于是保持乐观的情绪对我们的健康就显得至关重要了。什么是乐观？英国文学家肖伯纳曾经这样解释："乐观与悲观的区别就在于：如果前面放着半杯水，乐观者看到的是'还有半杯水'，而悲观者看到的是'只有半杯水'。"这段话很值得玩味，也很说明问题，对于同一件事，乐观者看见令人快乐的一面，悲观者看见令人懊丧的一面。

人生有三态，悲观、乐观和达观。悲观的人在山脚看世界，看到幽冥小径；乐观的人在山腰看世界，看到的是柳暗花明；达观的人在山顶看世界，看到的是天广地清。达观就是豁达乐观。不管身处顺境还是逆境，面对成功还是失败，都能做到"宠辱不惊，闲看庭前花开花落；去留无意，漫观天外云卷云舒"，"不以物喜，不以己悲"，"不管风吹浪打，胜似闲庭信步"，好坏都能拿得起放得下。这种人生境界，看似容易实则很难，只有经历过人生的大起大落，才能体会到达观的重要性。

《荀子·荣辱》中曰："乐易者常寿长，忧险者常夭折。"其意是说，乐观的人容易长寿，相反则短命。可见，乐观是长寿的首诀。

美国的心理学研究人员研究证实：人的思想状况能在一定程度上决定人的寿命。人必须乐观，乐观自信对人的健康有好处，它能有助于老人保持一种满足感和幸福感，而这对老年人的健康非常重要。

乐观是抵抗厄运的力量，要乐观地享受生命。"乐"（图44）能促使全身血液循环加速，新陈代谢旺盛；"乐"能增强胃肠消化能力；"乐"能促进头脑清醒、思路畅通；"乐"能使人乐而忘忧，容光焕发，心情开朗，精神振奋；"乐"会使人在面对挫折时，能够战胜恐惧，渡过难关。

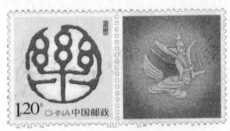

图44 "乐"能使人乐而忘忧，容光焕发，心情开朗，精神振奋（中国，个性化邮票）

保持乐观，就有了生存的动力，保持乐观，就可以改变命运。乐观永远是命运的宠儿。我国著名的大作家巴金先生说过："精神快乐是人类最好的滋补品，只要精神快乐，比什么补品都好。"具有乐观、快活的性格，常可青春久驻，长命百岁。

美国有一句格言："当你停止笑的日子，亦就是你开始走向死亡的日子。"

悲观主义者的无望情绪，破坏了人体的天然抵抗屏障——免疫系统。乐观者与悲观者平均寿命完全不一样，悲观者提前死亡的可能性高19%。保持乐观可让老人延长寿命,可以多活7.6年。这一心理因素对长寿的影响竟然比公认的血压和胆固醇指标更为重要。研究还发现,乐观的女性更为长寿。中外百岁老人96%以上都是积极乐观的。

45. 乐者长寿 寿者长乐

故事一:古希腊有一群年轻人四处寻找快乐,却遇到了烦恼、忧愁和痛苦。他们向苏格拉底请教:快乐到底在哪里?苏格拉底说:"你们还是先帮我造一条船吧!"年轻人将寻找快乐的事暂且搁下,花了个把月功夫,造了一独木舟。船下了水,年轻人把苏格拉底请上船,边合力荡桨,边齐声歌唱。苏格拉底说:"孩子们,你们快乐吗?"年轻人齐答:"快乐极了!"苏格拉底说:"快乐就是这样,它往往在你为一个明确的目标忙得无暇顾及其他的时候突然来到。"

现在我们可以给快乐下一个定义:以自己的力量完成一个目标时的满足感,这个过程当然不是唾手可得,而需要经过一个奋斗过程,这当然不易。每见到作品被刊登,书被发行,画被展出,你的心里就会有一种说不出的快乐。

故事二:有一个富翁背着许多金银财宝,到远处去寻找快乐。可是走过了千山万水,也未找到快乐。于是,他沮丧地坐在山道旁。这时一个农夫背着一大捆柴草从山上走下来。富翁说:"我是个令人羡慕的富翁,请问为何没有快乐呢?"农夫放下沉甸甸的柴草,舒心地揩着汗水说:"快乐也很简单,放下就是快乐呀!"富翁顿时开悟:是啊,自己背着沉重的珠宝,既怕人偷又怕人抢,还怕被人谋财害命,整天提心吊胆,快乐从何而来?于是,他放下财宝,并用它接济给穷人。从此,富翁

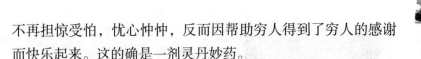

不再担惊受怕，忧心忡忡，反而因帮助穷人得到了穷人的感谢而快乐起来。这的确是一剂灵丹妙药。

老年人务必要把重担放下、心事放下，把忧虑放下、烦恼放下，对什么事都看得开，想得明，放得下。因为，放下，你才会快乐；放下，快乐就在眼前。

故事三：俄国作家托尔斯泰说：一个男人被一只老虎追赶，掉下悬崖，幸好在半途抓住一棵悬崖边的小树。此时，他发现头顶上那只老虎在虎视眈眈；低头一看，悬崖底下还有一只老虎张着血盆大口等着他。更糟的是，两只老鼠正忙着啃咬他吊着的小树的根须。绝望中，他发现附近长着一簇草莓，伸手可及。于是他拽下草莓，塞进嘴里，自语道："多甜呀！"可见，即使在绝境当中，也不是全无快乐可享。

所以，快乐是一种感觉，是一种心境。快乐要自己去寻找，自己去营造，快乐心境在于调整。快乐能使人忘掉忧愁。孔子说："乐以忘忧，不知老之将至。"

结语：快乐不是富人的专利。穷人虽然活得清贫，但富人纵有广厦千间也只卧一床，有粟万担亦仅食数碗。每天24个小时，我们不比财主少一秒，生命的必需品空气、阳光和水，上帝都平均地赐给了每个人，有了这些，就足够我们每天笑对人生了。

人越是老，越是需要快乐，来调节身心，来支撑意念，来适应变化，来焕发精神，使生活充满阳光。于是，喜乐一点，从容一点，潇洒一点，开朗一点，明智一点，随和一点，放松一点，淡泊一点，想开一点，能够这样一点一点地做起来，便是找到老年人的快乐之本，就会知足常乐，精神愉悦。一颗平常心，一副好心情，快乐不限龄，越活越年轻。

国外有一个著名的研究，通过在50~60年中跟踪调查参与

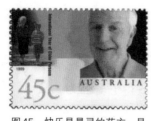

图45 快乐是最灵的药方，是
一种正能量（澳大利亚）

的妇女，比较快乐和不快乐对人的寿命的影响，发现快乐的女性比不快乐的女性能多活11年。

请记住：快乐是最灵的药方，是一种正能量（图45）。我活着所以我快乐，这是所有百岁老人共同的长寿秘诀。老人只有开心了，长寿才有意义。

46. 寿向乐中寻 "十法" 寻快乐

快乐是长寿老人的心理优势。心开，事事开心，快乐的人愈快乐。寿向乐中寻。快乐不是别人施舍的，而是靠自己去创造，要时时、处处、事事自寻乐趣。聪明的人善于从 "没趣" 中找有趣，善于从不快乐中寻找快乐。开启快乐的钥匙就在你的手里。

●人际关系好　与家人，尤其是夫妻的感情良好，几十年风雨同舟甘苦共享的老伴，最知心不过了，要经常说说话，说些笑话，也可回忆年轻时的趣事，增加欢乐气氛，做到相濡以沫。而且要有亲密的朋友，每周与他（她）聊天一小时。感受孔子的 "有朋自远方来，不亦乐乎" 的快乐。

●常常打电话　保持长期的友谊，对维持快乐心情和身体健康大有好处。打电话与久未联系的朋友通个话。快乐的人常常用愉快的情绪感染身边的朋友，激发了对方的快乐情绪，从而起到了建立相互影响、营造彼此之间牢固关系的作用。

●多美好回忆　怀旧使人快乐。看看过去的老照片，想想过去的好事、乐事、成功的事，可振奋精神，提高情绪。不要

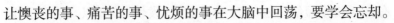

让懊丧的事、痛苦的事、忧烦的事在大脑中回荡，要学会忘却。

●**多多做好事** 做一次慈善好事，会让人的精神振奋长达24天。如果一天做几件好事，能使人变得格外幸福和安宁。"施比受更为有福"。一些举手之劳和微不足道的小事情，就会让你感到意外的回报。例如，对家人时刻关心，对弱者施以援手，等等。

●**有兴趣爱好** 旅游（图46）、养花、收藏、看书、钓鱼……怡然自得。每一位老年人，都应当以良好的心态，从"没趣"的束缚中解脱出来。在晚年的生活中，让自己的兴趣得到充分展示，让自己的情趣得到广泛的交流，尽情享受生活中的种种乐趣，让身心获得健康。

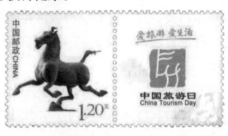

图46 旅游养生益寿成为时尚理念(中国,个性化邮票)

●**常保持乐观** 即使不想笑也试着微笑，可能会有意想不到的"笑"果。面前的半杯水，你说它是半空还是半满？就看你怎么看待。乐观的人总是看见事情好的一面。

●**知足者常乐** 行也安然，坐也安然，富也安然，贫也安然，布衣得暖胜似锦；早也香甜，晚也香甜，粗茶淡饭饱三餐；名也不贪，利也不贪，恬淡寡欲，清静无为，宁静致远，知足胜似长生药，不是神仙胜神仙。

●**挑战新事物** 最美不过夕阳红，有为才能夕阳红。要想保持年轻、积极的心，最好对新鲜事物保持高度关心。如学习使用手机发短信、发微信,学打电脑、发伊妹儿,以及学习乐器、学习烹饪等,并且试着挑战,不断给自己带来成功的喜悦。

●**运动者快乐** 运动可以提升积极的情绪。运动的时候,人体内会产生一种会使人快乐的物质——内啡肽,它可以让人产生愉快感,对情绪有改善作用,运动会给你带来快乐,可以重塑精神面貌。持久的运动项目,例如太极拳、慢跑、散步、游泳、舞剑、街舞等,每周至少3次,每次半小时。

●**病了也找乐** 百病从心治,治病先治心,机体的心理与病理存在着密切联系,因此,良好的心态和精神力量在疾病康复中起着极其重要的作用。有朋友曾经劝一位肿瘤患者,说你的笔头子不错,可以写作啊。患者他一想,是啊,患病后自己内心深处有许多东西要抒发,也有一种激情在涌动。于是,他重新拿起了笔,写他自己,写病友……他终于找到了真正属于自己的那份乐趣。

英国的一项长达5年的跟踪调查,结果发现,情绪最影响寿命。感觉快乐、生活满意度高的老年人,死亡率低,寿命会更长。

47. 笑得越开怀 活得就越长

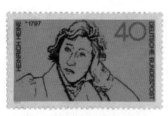

图47 德国著名心理学家海涅
的两字箴言——笑吧(德国)

●**海涅两字箴言——"笑吧"** 德国著名心理学家海涅(图47)92岁高龄时,得到了国家颁发的荣誉奖章。在颁奖大会上,主持人建议他向人们讲一点健康养生的箴言。他稍作思索后说:"我发现出席今天大会的人们都希望永远年轻，既然如此，对我们来说，最重要的就是节省自己的精力，使自己延缓衰老、青春永驻，也只有这样，才能在科学上取得更多的成就。而我的研究表明，一个人皱一下眉头要牵扯动30块肌肉，但笑一下只需扯动13块肌肉，可见笑一下消耗的能量要比皱一下眉头省很多！再说，皱眉头是在紧缩肌肉，而笑却是在舒展肌肉。因此，我的健康养生箴言就是两个字：'笑吧！'"

●**笑疗胜吃药，笑可以医心** 笑疗，是我国的传统疗法，唐代孙思邈有"长乐寿自高"的说法。清代的医书中记载过的医学趣事：有一个官员得了抑郁症，久治不愈，请名医叶天士诊治。叶天士戏言，你是月经不调啊！官员大笑，病痛遂轻。后来悟出笑的真谛，药只能治病，笑却可医心。无独有偶，英国著名化学家法拉第因为忙于科研，疲劳过度，晚年时常头疼。医生开方：一个丑角进城，胜过一打医生。后来法拉第经常看喜剧，每每笑得前仰后合，不久，头疼不治而愈。有个美国记者得了一种器官结缔组织纤维严重损伤的疾病，都说是不治之症，在某医师指导下，他每天看喜剧影片，发现笑能起镇痛作用，后来坚持笑疗10年而完全康复。

近年来，笑疗也开始风行于世界各国。印度有笑诊疗所，美国有笑医院，西班牙医院有"医院搞笑人"，奥地利维也纳有"诊所小丑"，法国有笑俱乐部，瑞士有笑面馆，日本有笑学校，德国有笑比赛，美国、保加利亚有笑展览馆，国外还有"笑的培训者"。我国有笑的报刊《讽刺与幽默》《幽默与笑话》《喜剧世界》等等，有笑的文艺，如滑稽戏、独脚戏、相声、喜剧、喜剧小品、杂技的丑角表演、看动漫等等，还有很多笑星……

●**笑得越开怀，活得就越长** 法国一位年满122岁的老人然娜·卡尔曼，出生于1875年。这位喜欢笑的老太太，身坐轮椅，双目失明，但感觉很好，精神还不错，时常开开玩笑。她的心脏每一次跳动都意味着在创造长寿的纪录。她的幽默感很强，她说："笑是我长寿的秘诀。""如果我死去，我也会含笑九泉。"

《心理科学》杂志发布的一项研究成果显示，人们笑得越开怀，活得就越长久。笑得最为灿烂爽朗的人比平时面部毫无表情的人，平均寿命要多出7岁。荷兰研究人员发现，经常笑逐颜开的人，寿命比较长。生活乐观的人与生活悲观的人相比，死亡率低45%，心血管疾病的死亡率甚至低77%。

越是经常开怀大笑的人，就越长寿，这反映出个人积极乐观的心态。莎士比亚说得好："如果你在一天之中，没有笑一笑，那你这一天就算是白活了。"

"笑一笑，十年少"。"笑口常开，健康自来"。长寿学家胡夫兰说过："在所有使身体和精神激动的因素中，笑是最健康的，它有利于消化、循环和新陈代谢，因而激活了所有器官的生命力。"我国一位青年幽默画家有句名言："3分钟笑等于15分钟体操。"因此，笑是全身每一个系统都参与的一种生理功能状态，笑能激活人的一些基因，能激发DNA潜在能量，从而达到治愈疾病的目的。笑能提高某些免疫系统细胞的活性，使免疫细胞数量增加，血液和唾液中的抗体水平提高，有利于身心健康。这就解释了为什么"笑得越开怀，活得就越长"。

48. 好人缘对长寿很重要

美国心理学研究人员曾发表过一个新著《长寿工程》，列出了"长寿关键要素排行榜"，有六大要素，排行第一的是好人缘(图48)。大量的调查资料发现，百岁老人都具有好人缘的共同特点。心理学家认为，好人缘乃长寿良药，甚至比水果蔬菜、经常锻炼身体和定期体检更加重要。有人总结出一个公式，即：

好人缘+好习惯=长寿

所谓"好人缘"，就是指亲友、同事、邻里等能友好相处，亲善相帮、和睦团结的人际关系。人缘好的人，心情一般都很好，这样会促使体内大量分泌有益激素、酶和乙酰胆碱等，

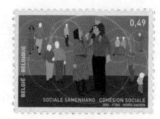

图48 百岁老人都具有好人缘的共同特点(比利时)

这些物质能把身体调节到最佳状态，有利于健康长寿。

有资料显示，"好人缘"不仅是一个人精神文明的外在表现，同时也有益于自身的健康长寿。

有研究人员曾对2 700名居民进行了长达14年的跟踪调查，结果发现：受调查人群中，心胸开朗、人缘好的，其寿命都比那些脾气不合群、古怪偏执、极少与亲朋邻里来往的孤独者高出许多。不难发现长寿女性更能与他人产生共鸣，善于与人合作，一旦遇到困难，就能获得多方支援。因此，也更容易适应环境渡过难关。

辽宁农村有一位92岁的张密芹老太，一向乐于助人，遇到邻里找东借西，赶上街坊有事求助，谁求到她处，都尽力帮忙。老人家常说："在别人困难时要帮他一把，帮助别人心里是甜的。你帮了人家，早晚人家也会帮你，人心换人心嘛。"老太太人缘好，正显示出她的心态好，烦心事从不放心上，正应了"心宽体胖"这句古话。

杭州郊区有位百岁老太姜玉珍，在村中，她的人缘很好，无论老人小孩，姜老太从来不和人过不去。碰上谁家有困难，她都会不请自到，帮助人家出个主意，说一些安慰人家的话。他还经常告诫家人，人生在世，要与人为善，善良的人心胸豁达，好运气自然会伴随身边。

湖南益阳有位百岁老太彭淑元，她在生活中从不斤斤计较，整天笑容满面，心胸豁达。遇到一些让人生气的事，她也能够

通过换位思考来开导自己、安慰自己。时间一长，老太就养成了"遇事不动怒，能容且容过，过眼即烟云"的待人处世的好心态，不仅赢得了好人缘，也给自己带来了好心情。

江苏盐城百岁老人汪锡惠老太，生平就喜欢结交朋友，她交了一大群有老有少的朋友；她还有一个手机好伴侣，隔三差五就与晚辈们通上一段话，经常与益友相处，与人为善。

人在社会中生活，就要同别人打交道，在人与人之间的关系中寻找友情、获得友情，是人生欢乐生活中不可或缺的内容之一。每一个对生活有所追求的人，都十分珍惜友情；每一个对生活尚未绝望的人，都会从友情中寻觅希望。健康的交往方式，必是能够摆脱社会的物质功利而求精神的互慰与满足的。友情将永远给人带来欢乐和健康。

长寿人养生的共同点之一是朋友遍天下。老年人应积极广交朋友，参加社会活动，经常与亲人团聚、与老朋友团聚、与老同学回校聚会等。保持愉快的心情，勾起返童的心态。此外，每周要花2小时帮助别人，每年就有100个小时，就可以获得多种保健受益，包括缓解抑郁、减轻体重、减少失眠和增强免疫力等。

49. 心态好　人寿长

你的心态就是你真正的主人，心态好是最重要的。正常的心理平衡要靠一份好心情来维持的。心态是影响健康的内因。保持好心态，不致招来脑中程序编制的错误，才能有健康。心态好，一切都美好，寿命自然就会提高。纵观世界各国百岁老人，无一不提及良好心态。心情不好的人，看天天不湛蓝，看云云不灵动，听风风声呜咽，听雨雨声萧萧。雨果（图49）有句著

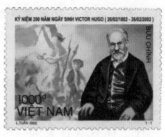

名的名言："心态可以使天堂变成地狱，也能使地狱变成天堂。"

中医学知识告诉我们：性情急躁的人最容易得心脏病，常生气的人最容易得肝病，爱操心的人脾胃不好，爱计较的人易伤肺，胆小怕事的人容易得肾病。但是，心态的好坏则主要取决于自己。老年人还要远离孤独、忧郁、急躁、忧虑、多疑和牵挂等不良心态。国外心理学研究人员曾考察年龄超过50岁的600名老年人的死亡率，并持续观察了20余年。结果表明，20年前心态良好、性格开朗者，比心态较差者多活了7.5岁。这说明心态良好有助于健康长寿。

图49 心态可以使天堂变成地狱，也能使地狱变成天堂（雨果名言）（越南）

● **自己的爱好能造就好心态** 现实社会中，常有社会地位很高、经济情况很好，而晚年生活不愉快的；也有很普通的百姓，经济条件一般，但会自找好心情，活得很愉快的。他们的差别在于心态，在于会不会安排做自己喜欢做的事，而不勉强去做自己不喜欢做的事。安徽和县有一位酷爱京胡的95岁的老寿星蒋山云，他一生痴迷京剧，8岁时就学唱京剧，并且一直独爱京胡。退休后的几十年生活中，他与京胡为伴，以自拉自唱为乐。他能拉几十种曲牌、板式，尤其对传统戏极为熟悉，拉出来的曲子音色饱满、清脆流畅，京胡使他如醉如痴。他和老伴儿一直未生育，5个弟弟已先后离开人世，接着，相依为命的老伴因病去世，在旁人看来，蒋老的一生可谓是命运多舛。但是，虽然经历了那么多的不幸，那么多的挫折，他并没有被失去亲人的痛苦击倒，他又回到了票友们身边。很多人都佩服他能这样坚强并如此豁达，一位熟悉蒋老的票友说："蒋老主要是心态好，凡事能想得开、放得下。"

●**好的生态环境能造就好心态** 俗话说"没有好的生态就不会有好心态"，此话一点不假。纵观世界几大长寿之乡，均位于环境优美的地区，而且老人们大多具有恬淡朴实的心态，较少罹患疾病，健康能得到良好的保障和延续。好的生态环境必然具有清新的空气，尤其在山清水秀、鸟语花香的怡人之地。其次，还具有宜人的气候，大多有四季分明的特点，人的精神能得到最自然的调节，从而保持全年的情志顺畅和健康心态。再有，好的生态环境还能让人流连其中，忘却烦恼与忧愁，能为人减轻精神压力。因而可以说，好的生态环境能造就好的心态。

●**每天都要保持一个好心态** 瑞士有位106岁的老人，一天到晚都高高兴兴。在他寿诞那天，电视台特意为他做了一个访谈节目，在谈到他怎么能永葆积极和快乐的情绪时，他回答："这很简单，每天早晨一睁开眼就有两种选择,快乐与不快乐。我总是选择快乐，于是，真的就过着快乐的每一天。"人生在世是很不容易的，谁也难保一生事事顺心，一帆风顺；人生的旅途中，总也少不了风风雨雨，坎坎坷坷，总会与酸甜苦辣相伴。忘记过去的烦恼和不快，每天都保持一种好的心态。人生的晚年，是人的最后一个驿站，欣逢盛世，人们摆脱了贫困，过上了不愁吃、不缺穿的小康生活。要把握自己，从容、宁静地对待历史，面对现实，面对未来。应该更深刻地感悟人生，享受生命，珍惜生活和实现人生的价值。

50. 心理年龄小　老人更长寿

心理学研究认为，影响人的精神状态和生活质量有两种年龄标准，即生理年龄和心理年龄。人的生理年龄是客观的，但心理年龄则不同，它反映了人的精神状态。而决定你是衰老者还是精干者，则取决于心理年龄。

有关研究人员对早衰者进行调查研究发现：约有76%的早衰者在身体衰老之前，都有心理衰老现象。有的人到了五六十岁就不断暗示自己老了，感叹自己老了，不中用了，这样就会越想越老，这种消极的心理是健康长寿的大敌。而有的人忘记年龄，认为自己还年轻。所以"人不思老，老将不至"，精神状态很重要。

从总体上讲，老年人处于一个生理和心理老化的时期，但是，心理的老化不一定和生理的老化平行发展，也就是说，心理老化发生的早晚，与个人的心理能力是否在运用有关。心不老，春常在；心不老，则人难老。要从心理上忘却岁月，自己觉得青春常驻。只要心理年龄年轻，那么人生的春天就会常驻。

例如，81岁的时候，美国著名发明家本杰明·富兰克林还参与了外交事务，而且他的建议被列入美国宪法。82岁时，俄国文豪列夫·托尔斯泰撰写了《我不能沉默》；德国杰出的作家歌德完成了不朽的名著《浮士德》。上海著名指挥家曹鹏，在他身上没有一点暮气沉沉的感觉，说话充满活力，不乏新潮、幽默用语。人们说他是80多岁的年龄，30岁的心态，心永不老，他感到很高兴。88岁的时候，西班牙杰出的大提琴演奏家帕布罗·卡萨尔斯依然在举办大提琴音乐会。89岁时，美籍波兰著名钢琴大师阿图尔·鲁宾斯坦在伦敦威格摩厅举办了他一生中最完美的一场个人音乐会。90岁的时候，西班牙的天才画家帕布罗·毕加索仍然在绘画和雕刻。91岁的时候，爱尔兰政治领袖埃蒙·德·瓦勒拉还在当总理。93岁的时候，英国著名作家乔奇·肖伯纳创作了《牵强附会的寓言》。98岁的时候，意大利文艺复兴时期的著名画家蒂蒂安完成了著名的作品《兰巴斯战役》。100岁的时候，美国原始派多产画家摩西奶奶依然在画画。我国最长寿老人128岁的阿丽米罕·色依提，她的长寿秘诀是永葆童心，歌声不断，一直坚持"饭后一支歌"。那么，人何时才算老呢？只有到你真的没有什么可以付出的那一天。让人觉得欣慰的是，这一天永远不会到来。

英国研究人员在对近6 500名老年人99个月的跟踪研究后发现，心理年龄比实际年龄轻的老年人通常活得更久，心理年龄年轻的老人死亡率是14.3%，心理年龄和实际年龄差不多的老人死亡率是18.5%，而心理年龄大于实际年龄的老人死亡率为24.6%。自我感觉的年龄和心血管死亡之间存在强有力的联系，但自我感觉的年龄和癌症死亡之间没有联系。研究人员认为，可有针对性地鼓励自我感觉比实际年龄大的老年人以积极的行为方式与态度面对老年生活。

心理学家认为，心理衰老的推迟是可能的。防止心理早衰是确保老年健康长寿的有效措施之一。人老心不能老，心态要保持年轻。要有那种"老夫喜作黄昏颂"、"发白心红老返童"，表现出风发的意气和充沛的活力。

心态年轻的七个标志是：①乐观开朗，笑口常开，经常保持愉悦的心情，脸上常挂着笑容，遇到开心的事情能开怀大笑起来；②保持对美的追求，注重仪态仪表，喜欢打扮自己，喜爱穿时髦和艳丽的服装（图50）；③有好奇心，喜欢看热闹，街上哪有围观，不论多远，都要绕道赶过去看个究竟；④保持童心，看到孩子看动画片，能凑过去看一会，随着孩子的笑声也哈哈大笑起来；⑤丰富生活内容，培养多种兴趣爱好，专注和钻研，并从兴趣爱好中寻求乐趣和活动；⑥身体灵敏好动，胸能挺起来，头能昂起来，步伐轻松快捷，并能跑

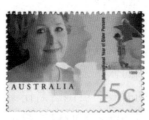

图50　只要心理年龄年轻，那么人生的春天就会常驻（澳大利亚）

起来、跳起来，每天有适量的运动；⑦对生活和工作有梦想、有追求，敢想敢干，勇于面对各种考验，能承受各种压力，充满自信，有一种不服输的劲头。

51. 要修养一颗平常心

参加国际象棋世界冠军对抗赛时，不管路途多远，谢军的行李中总会备着笔墨纸砚。临睡前必铺开纸写上几笔，成了自己大赛中每日必做的一件事，老祖宗留下的文房四宝成了帮助谢军夺取世界冠军的一件利器（图51）。经历了几次世界大赛的考验之后，羽毛渐丰的谢军也成长为一名大赛经验丰富的棋手，对于人生所应达到的境界也有了较为深刻的体会。这时，谢军落在笔端下的是简简单单的三个字：平常心。

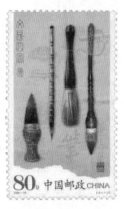

图51　文房四宝成了帮助谢军夺取世界冠军的一件利器（中国）

谢军最早看到"平常心"三个字出现在赛场就是在一代围棋大师吴清源题字的一把扇子上。当别人问吴老独步江湖成为一代棋王时有什么秘诀时，老人家总会淡淡地笑着说："平常心。"提问者不解，再问，吴老仅多补充两个字：平常心是道。

赛棋，需要平常心。同样，养生也需要一颗平常心。保持平常心是养生的基础。要想生活快乐、精神愉快、健康长寿，就要修养一颗平常心。"平平淡淡"才长寿。如果能以平常的心态看待人生，也就等于给自己的生活掘了一眼永不枯竭的快乐之泉，也就有了养心的环境和条件，幸福和健康自然也就随之而来了。有位哲人曾说："保留平常心，这是学会善解人意的最有效方法。"

世上有一些东西，是你自己支配不了的，比如运气、机会，那就不去管它们，顺其自然吧。世上有一些东西，是你自己可以支配的，比如兴趣和志向、处事和做人，那就在这些方面好好地努力，至于努力的结果是什么，也顺其自然吧。

人在年轻时会给自己规定许多目标，安排许多任务，入世是基本的倾向。中年以后，就应该多少有一点出世的心态了。所谓出世，并非纯然消极，而是与世间的事务和功利拉开一个距离，活得洒脱一些。

为什么有些人常常感到不满足，那是因为我们对生活所寄望的大于生活给予我们的回报，但越是刻意越难如意。如果懂得珍惜眼前，反而常常能得到更多东西。生活中那些总是抱怨压力大、工资少、职位低的人，到头来只会越来越烦恼，越来越沮丧，久而久之不良情绪就会侵袭健康，无端生出许多病来。

为受窘的人说一句解围的话，为沮丧的人说一句鼓励的话，为疑惑的人说一句提醒的话，为自卑的人说一句自豪的话，为苦痛的人说一句安慰的话，我们要舍得费心思、花口水。平常心，平常态，是人际交往的至高境界。

以平常心看待周围的人和事，就是看人看事以淡然之心待之，行为处事不以利害之心争之，莫把邻里、同事当作自己的竞争对手和潜在敌人，不可人喜则己忿，人悲则己喜。如此，则能与人同喜，善心待人，在和睦融洽的氛围中，自然会有利于自己的身心健康。

老年人如何保持平常心？答案是要忘得快，要想得开，要放得下。

●**要忘得快**　老年人在几十年的风风雨雨中，总有名利地位的沉浮，荣辱得失的烙印，恩恩怨怨的思绪。把这些老是放在记忆里，于健康不利。尽快遗忘，一切向前看，就心平气静了。

●**要想得开** 市场经济蓬勃发展，林子大了，什么鸟都有；社会转型，世上什么人都有；古今中外皆如此。假恶丑的东西会有法制治理。要相信党，相信人民，莫要庸人自扰。

●**要放得下** "儿孙自有儿孙福，莫替儿孙担忧愁。"老年人难道能为家庭、子女、亲友越俎代疱到永远？放得下，就有好心情了。

对老年人来说，有颗平常心是享乐、是成熟、是智慧的集大成，是修养的感悟。唯有拥有平常心，才会给自己一份愉悦，给朋友一份友谊，给亲人一份温情。

 ## 52. 不思八九 常想一二

人生如花开花谢，潮起潮落，有得便有失，有苦也有乐。人生充满了得意与失意，就像一张纸的正反面，一个人的左右手。有一句很有名的俗语说："人生不如意事十之八九。"人生苦短，其中有挫折、有悲伤、有痛苦、有失意，更有无数的无奈，如意的事情只占十之一二。于是不少人面对人生之路，总是唉声叹气，悲观失望。其实这是没有必要的，因为不完满才是人生。

有一位作家对此诠释道："我们生命里面不如意的事占了绝大部分，因此，活着本身是痛苦的。但扣除八九成的不如意，至少还有一二成是如意的、快乐的、欣慰的事情。我们如果要过快乐人生，就要常想一二成好事，这样就会感到庆幸，懂得珍惜，不会被八九成的不如意所打倒了。"

神秘而美丽的宇宙，浩瀚无垠的太空（图52），自古以来就一直令人

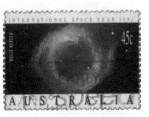

图52 神秘而美丽的宇宙，浩瀚无垠的太空（澳大利亚）

类充满了遐想与神往，上千年来人类从未间断对宇宙的思索与研究，对宇宙存在的起源及生命意义的探索成为人类最高的科学领域。

"宇宙之王"史蒂芬·威廉·霍金（Stephen William Hawkinginston），是爱因斯坦后世界上最伟大的物理学家，是当今世界上最伟大的科学家之一。他1942年1月8日，出生在英格兰的牛津。在牛津大学毕业后，即到剑桥大学读研究生。霍金是在1963年21岁时被确诊患上了肌肉萎缩性侧面硬化症，这是不治之症，他被禁锢在轮椅上，只有3根手指可以活动，从此，他开始了噩梦般的日子。他的头只能朝右边倾斜，肩膀左低右高，双手紧紧并在当中，握着手掌大小的拟声器键盘，两脚则朝内扭曲着，嘴已经歪成S型，只要略带微笑，马上就会表现出"龇牙咧嘴"的样子。1985年，因患肺炎做了穿刺器官手术，他被彻底剥夺了说话的能力，交谈方面只能通过语言合成器来完成。该病的最长生存期不会超过7年，当时医生预测他最多活2年，但他现在依然活着，且已步入古稀之年。霍金每活一天都创造出一个新的医学纪录，这是一个奇迹。霍金那瘦弱的身影将永远成为科学史上最动人的风景。

虽然他被禁锢在一把轮椅上达50年之久，他却身残志不残，努力克服了残疾之患，成为国际物理界的超级明星。他现在是剑桥大学第17任卢卡斯数学教授，这是世界上最崇高的教席。他不能写，甚至口齿不清，但他超越了相对论、量子力学、大爆炸等理论，而迈入创造宇宙的"几何之舞"。尽管他那么无助地坐在轮椅上，他的思想却使人们遨游到广袤的时空，解开了宇宙之谜。

有一次，在学术报告结束之际，一位年轻的女记者问他："霍金先生，肌肉萎缩性侧面硬化症已将您永远固定在轮椅上，您

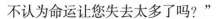

不认为命运让您失去太多了吗？"

霍金却依然恬静地微笑，他用还能活动的手指，艰难地叩击键盘。于是合成器发出的标准伦敦音，宽大的投影屏上缓慢而醒目地显示出如下一段文字：

"我的手指还能活动，我的大脑还能思维，我有终生追求的理想，有我爱的和爱我的亲人和朋友，对了，我还有一颗感恩的心……"

霍金的一生极富传奇色彩，他是轮椅上的天才。霍金的传奇人生，就是"不思八九，常想一二"的最好诠释，就是常想"一二"的真实证言！是一个懂得感恩生活和乐观不屈的人。让我们像霍金先生那样，在"八九"面前，以豁达、从容的心态去面对，以便让"常想一二"帮助自己超越苦难，使之化为培育人生莲花的养料，这是达观者的生活态度。

53.和谐为增寿之本

中国是世界上最早提倡和谐的国家。中华民族崇尚和谐，《左传·襄》如此诠释："如乐之和，无所不谐。"这大概是中国出现"和谐"的最早记载了。"和"，在中国传统文化中一直有着重要的地位。和为贵，和是福，和气生财，这是历史对"和"的沉淀，是人们对"和"的赞颂与憧憬。和谐是万事万物的最佳状态。和谐（图53）是一首哲理的诗，和谐是一支欢乐

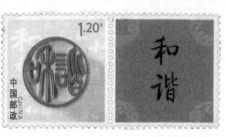

图53　和谐是欢乐之歌，是幸福之路，是增
　　寿之本（中国，个性化邮票）

的歌，和谐是一条幸福的路，和谐是一部真善美的交响乐。

和谐有如下三个层次：

第一是人与自然的和谐。"人与天相应"，"天人合一"，人不过是自然之子，我们无时无刻不受自然的恩惠，我们的生存无不依赖于自然生态系统。人类应尊重自然、善待自然、积极适应自然，而不是对抗自然。"适者生存"之结论，则是对一切生物与自然界关系的精辟总结。自然环境状况直接影响着人的健康，现代社会则体现得更加明显。今天，我们比任何时候都能领略到气候变化的威胁。如果我们在自然界面前依然我行我素，那么，几百年后，巨大的热浪将会席卷地球每一个角落，更为严重的全球性的悲剧将会不期而至。与自然之和，就必须保护自然、修复自然，禁止过度利用自然资源，禁止对自然环境的污染和破坏。保护环境其实就是保护人类的健康，这是我们义不容辞的责任。此外，还要顺应自然规律，才能维持正常生命活动。根据四时不同，采用春养生、夏养长、秋养收、冬养藏，以及春夏养阳、秋冬养阴的方法，即以自然之道，养自然之生，取得人与自然的整体统一。

第二是人与人之间的和谐。俗话说"天时地利不如人和"。人和的主体是"人"，中心思想则为"和"，要与他人和睦相处，建立和谐的人际关系。人际互动无处不在。"家和万事兴，人乐百年寿"，是国人最为崇尚的一种理念，无论长辈与晚辈之间，都很讲究和睦相处。要想拥有和谐的人际关系，要调整自己与他人的关系，与别人建立良好的人际关系，就需要用心去体验自己的人际交往模式，即：自己是如何与外界和他人互动的，是开放还是退缩，是接纳还是攻击等等。在人际互动中，要让心态处于轻松自如之状，能使人的神经系统功能处于最佳状态，并使机体抵抗力增强。如果人际关系紧张，长期处于紧张、激动、委屈、忧伤的不良情绪中，就会患病。在人际关系中，和谐是一种沟通、一种亲近；是雪中送炭、理解关爱的一声问候；是甘苦同尝、荣辱共担的一种默契；是一种宽容、善意和温情。要学会人和，心胸一定要宽阔，要尊重和信任他人，不能骄傲自大、目中无人，不能要求千人一面。和谐根植于微笑、宽容、诚信的孕育之中。如果每一个人都能这样做，我们的社会自然就是一个和谐的社会。

第三是人自身的和谐。中医学认为，健康状态抑或不健康状态则取决于人体是否处于和谐状态。即气血和、阴阳和、五行和。只有五脏六腑和者，才会精神振奋、健康长寿。处于晚境的老人，身体进入衰退期，心理也变得脆弱，加之会出现不可预期的变故和问题，所以老人尤其要学会自我和谐，以和为贵是晚年健康生活的重要保证。老人毕竟处在晚年，既不应示弱也不可逞强，要量力而行。做人处世，不"老眼光"，不"自我为中心"，不要这也看不惯，那也气不顺，要顺应潮流。对子女不予过高要求和过度期望，否则会自寻烦恼。与家人要融合沟通，有心思不憋在心里，可以公开表明自己的想法。世上不如意事常八九，不是所有矛盾都能凭个人力量解决，故处理问题要沉稳冷静。老了不是万事休，应不断"充电"，与时俱进，让生活注入活力，根据自己的兴趣爱好做点力所能及的事，多想美好的事，少回忆不愉快的事，常与老友们在一起聊天，这样才能求得内心的安宁和愉悦。

54. 柔能养寿添寿

相传，老子有一位知识渊博的老师，名叫常枞。他对许多问题都有奇特而独到的见解。有一天，晚年的常枞病了，老子去看望他，他俩便有了一段著名的对话。常枞张开嘴问道："你

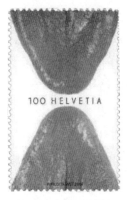

图54 舌头与牙齿相比较,柔软者则长存(瑞士)

看,我还有牙齿吗?"老子看了看说:"没有了!"常枞吐出舌头问:"那么,还有舌头吗?"(图54)老子答:"有,舌头还在。"常枞说:"你懂我的意思吗?"老子思索了一会儿说:"就是说,坚硬的已经掉了,柔软的还在。"常枞高兴地说:"好!好!是这个意思。"于是,老子在老师的启发下,得出了"柔弱可胜刚强"的思想。

就在这长年累月和食物"硬碰硬"的对抗中,"牙齿们"开始疼了,渐渐地松动了,有的从中间折断了,最后一个一个掉了。而舌头则永远在嘴里留着。这一"残酷"的事实告诉我们,无论什么东西,过于刚强者必定短寿,而柔软者则长存。正如老子悟出来的道理一样。

有资料表明,在百岁寿星中,女性占85%~90%,而男性则寥寥无几。这不能不让人想到"牙"和"舌头"。在男性的一生中,崇尚力量和坚强,"刚"的时候多;而女性的一生中,羡慕智慧和温柔,"柔"的时间长。但是,很不幸,男性因"刚"而折寿,而女性因"柔"而长寿。此外,在长寿老人中,性格温和者占了绝大多数,而性格暴躁者稀少,这也是"柔"而长寿的重要例证。

柔为何能养寿?《圣经》记载说:"温柔的人有福了。"从养生角度讲,"柔"就是心平气和,从容不迫,不骄不躁。因之,气血通畅,各个脏器运转自如,较好地协调内在和外在环境的关系,使人体的神经系统、内分泌系统常处于一种有规律的缓释状态。而"刚"者则正好相反,他们任性,一切自以为是,听不进任何意见和劝告,喜怒无常,置生理过程于非常状态,影响健康,尤其是发生激烈对抗的时候,欠缺迂回精神,置自身于应激状态，这岂能不折寿？

"上善若水"意为最高境界的善行就像水（指与世无争的圣人）的品性一样，泽被万物而不争名利。这句话可以理解为：水有滋养万物的德行，它使万物得到它的利益，而不与万物发生矛盾、冲突，故天下最大的善性莫如水。水滋润万物，性柔弱而能在方为方，在圆为圆，去高就下，顺其自然，可谓柔之至、弱之极；然而水又能斩关夺道，决堤冲坝，穿石毁物，例如印度洋发生的海啸，以柔克刚，无坚不摧，无所不至。

龟性温柔，一向被视为长寿的象征。龟从不主动攻击，一般都处于防御状态。一旦遇到不利情况就会把头缩进去，此乃以柔克刚。对人来说，值得借鉴的是它与世无争的胸襟和一无所求的淡泊。因此，凡事我们不要意气用事，遇事以退为务，以柔克刚。自古以来少见到乌龟打架，如能像龟一样"寡欲"，永远缩着脑袋，安分守己，与世无争，如能"失之泰然，得知淡然"，则心境必定舒畅怡然。

从养生角度来看，"柔"能养寿、添寿，人到老年应当"柔"字当头，并贯穿于日常生活中的各个方面，应成为老年人养生之要诀。

●**性情要柔顺** 孔子说，"仁者寿"。老人们都应仁慈随和，凡事不强求，不过分，随便一点，想开一点。要柔顺、温和、与世无争，随遇而安，豁达开朗。

●**饮食要柔软** 由于老年人牙齿松落，津液亏损，肠胃功能虚弱，故不宜吃生、冷、硬等不易消化和刺激性的食物。

●**穿着要柔美** 老年人皮肤干燥、缺乏弹性，皮肤破损后恢复缓慢。所以应穿着柔软、宽松、透气性好的衣裤鞋袜等。

●**行动要柔缓** 人老体弱，神经、肌肉、骨骼的功能都大打折扣，协调性、灵活性也今非昔比，故避免用力过急、过猛、过累，否则就易受伤，而产生更严重的后果。

55. 高龄老人的幸福感

人来到世上，应该不断寻找幸福，不断地为自己酿造幸福。有时常自言自语，什么是幸福，幸福在哪里？但有一点是可以肯定的，幸福是一种好心态，幸福是一种好感觉，幸福就是快乐，幸福就在自己身边。有人一辈子刻意追求也没有找到幸福；有人超然淡泊，却每时每刻都生活在幸福之中。一位哲人说："幸福就是一种心理平衡，平衡的时间越长久，幸福的当量也就越大。"

原来幸福没有统一的标准，也不可能有统一的标准。金钱买得到灯光，但买不到阳光；买得到补药，但买不到健康；买得到"性"，但买不到爱情；买得到房子，但买不到家，更买不到幸福。

我国80岁以上的高龄老人的幸福感是什么？中、美两国的研究人员以前曾共同合作进行研究，他们发现耄耋老人为"幸福"的定义，认为生活能自理、身体健康、子女孝顺是最大的幸福。这是以高龄老人的感受为准的。幸福感是影响长寿的一个重要因素，80%以上的老寿星认为自己是幸福的。幸福家庭寿星多，幸福感越强的人寿命越长。

有人觉得幸福的来临是突如其来的重大事件，就像中彩票一样，其实不然。幸福存在于点滴之中，存在于构成我们日常生活的每个细节中。幸福就像是一只蝴蝶（图55），当你对它紧追不舍时，你总是无法将它掌控，但如果你安静地

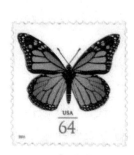

图55 幸福就像一只蝴蝶，你无法将它掌控（美国）

坐下来，它或许会降临到你身上。幸福就这么简单，并不遥远，就在你的身边，向你眨着亮亮的眼；幸福也不神秘，它只是一种心情，一种知足淡泊的心情。

如果处处留意，可以发现婚姻的幸福境界是递增的。首先是"相敬如宾"，你炒菜，我洗碗；你洗衣，我晾晒；同喝一杯香茶，分吃一个苹果，分居两地却时常牵挂，共同生活又彼此感动，一起抚养儿女长大，再一起快乐地抱孙子。相敬如宾，就是包容爱人的缺点，如绽放的烟花，光彩夺目；其次是"相守如约"。撕心裂肺的爱情誓言，只是诗歌中的美化，现实生活中温馨的婚姻，不是口头上的花言巧语，也不是法律条文的约束，而是彼此心灵的默契，如水长流的关心和呵护。再进一步，就是"相濡以沫"。两个人白头偕老从不分离，在垂暮之年互相搀扶，胜似风雨同舟的惊心动魄，美于坎坷一生的生动画卷。在地球上的70多亿人中，只有一个人与你朝夕相处，百年后，又将两人的名字刻在同一块墓碑上，这是更高的层次。

在高龄老人的日常生活中，在生理上，能达到吃得快、说得快、睡得快、便得快、走得快的要求，这就是幸福；能达到血压、血糖、血脂都正常，或者虽然超标，但通过服药治疗能得到很好的控制，这也是幸福；能达到子女常回家看看，经常通个电话，平日照顾周到、使老人生活无后顾之忧，这也都是幸福。这些看似简单的事情，但并不是像你想象的那样无足轻重。幸福，就在每个老年人的悟性中。

一位女士参加革命后，风里来雨里去，几十年如一日。离休后又辛辛苦苦地伺候起相继病倒的公婆。有人为她叹息：受了一辈子累，没福啊！这位女士却说："我如能把公婆伺候到百年，其实我是享了一辈子福。"

人这一生，尤其是步入老年以后，只要还能伺候老人、伺候孩子、伺候老伴，还能为社会、为别人做些事，就说明你的身体还行，还能尽享人间之福。送人玫瑰，手有余香，如有受累的机会，何乐而不为？这样的受累在心理上精神的感受也是幸福的。

56. 良好的婚姻有助于长寿

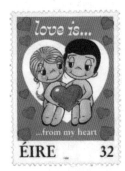

图56 良好的婚姻有助于长寿（爱尔兰）

美国研究人员以1 681对已婚者为研究对象，请他们回答11个有关婚姻生活满意度的问题，并跟踪记录了他们婚姻持续的时间以及20年内的身体健康状况。结果发现，婚姻满意度高、婚姻生活持续时间久的夫妻，身体状况明显更好。而出现婚姻危机或者离婚的人，更容易出现心理疾病及患多种慢性病的可能。这项研究的结论是：婚姻、健康和寿命三者相互关联（图56），良好的婚姻有助于长寿，而身体健康有助增加婚姻满意度。

婚龄50年的田耘耕、杨永禄伉俪　先生自述恩爱语录："少年夫妻老来伴"，确确实实是幸福体会。生活小例，过去每年夏夜她总在睡着时下意识地掀掉被子，而我也总会在朦朦胧胧中近十次为她盖上。如今她哪怕是感冒发烧，也必撑起来为我做好饭菜。除了她的功夫，任何饭菜包括饭店里的，我都没有胃口。而每天浴缸水非得我来调温，她才入浴。习惯。

婚龄60年的李光羲、王紫薇伉俪　谈到今日的健康，著名歌唱家李光羲十分感谢夫人王紫薇，在日常锻炼中他们也是夫妻相伴，她陪李光羲散步、游泳，叫李光羲无论到多远的地方，都坚持不坐车。李光羲在北京不管去哪儿办事，也都走着去，为此，练就了一双铁脚板，身体也越来越棒了。如今，李光羲格外珍惜现在的幸福生活，他说："一个人心态平衡是生活最高值。人要学会自己找快乐，多干些对别人有用的事，会感到活得很充实。"

●婚龄70年的王康乐、黄茂兰伉俪 百岁老人虽然越来越多，但百岁夫妻还是相对较少。王康乐、黄茂兰是同年同月出生的，都是双双活到100岁的寿星。著名画家王康乐是上海书画院顾问、教授，太太贤淑德慧，相夫教子，无怨无悔。王康乐不为时风所惑，坚持在博采众长基础上走自己的路。与众不同的风格，成为万紫千红的中国画园地中别样的一朵奇葩。他们全家是沪上少有的丹青世家。都说成功的男人后面必然有一个为他做出贡献的女人，那位女人就是黄茂兰女士，王康乐感谢她默默无闻的奉献。

●婚龄80年的宋明清、程金兰伉俪 住在武汉市江岸区某小区的百岁寿星宋明清和将近百岁的程金兰，他们相伴80年从未分开。每天看着这对百岁老夫妻进出的街坊们说，这对老夫妻真的让人羡慕。宋明清拉着老伴的手感激地说："要是没有她，我真的活不到现在。"有时宋明清肺不好，经常半夜喘起来，程金兰这时会马上起床，给丈夫送来热汤热水。而有一次程金兰因心脏病住院，宋明清天天求着医生一定要治好老伴。二老说："我们现在最大的愿望就是相互扶持着走下去。"

●婚龄90年的杨胜忠、金继芬伉俪 贵州黔南布依族苗族自治州平塘县，有一对长寿老夫妻，丈夫杨胜忠109岁，妻子金继芬106岁，被中国老年学学会认定为中国目前健在的最长寿百岁夫妻。他们携手走过90年光阴，夫妻从未生过气。杨胜忠有一手很好的木工手艺，十里八乡的人都请他造房子、家具，如今他们居住的木房也由他年轻时一手建造，中国传统老式建筑，不需一钉一铆。金继芬则是位贤妻良母，一辈子在家操持家务、养育儿女。"她一辈子都对我好，现在还给我做饭吃。"

杨胜忠对妻子充满感激。"我16岁就嫁给他了，他对我好，我就跟他过一辈子。"金继芬也咧开没有牙齿的嘴笑了起来。幸福，其实就这么简单，"生活一天比一天好，还有什么不知足的。"

 ## 57. 爱情就是长寿良药

● 你来伴舞我唱歌　在我国某城市的一个普通家庭里，有这样一对宝贝——104岁的徐祥心和98岁的老伴孙竹荣。这对年龄加在一起达202岁的老人，携手走过了76个春秋。他们相濡以沫，不仅成为四世同堂大家庭中的"超级宝贝"，而且成为小区里的长寿明星。他们长寿有一个秘诀是乐乐呵呵，你来伴舞我唱歌。这是徐夫人在家里立下的规矩，徐老如果想听夫人的唱歌、弹琴，必须得伴舞。这个规矩有几十年了，原来徐夫人是坐在琴凳上弹琴，20年前患病后就坐在轮椅上或弹或唱，但老夫妻俩的"合作"从未间断。人们常说：人到老了就变成"老小孩"。徐老有时也像顽皮的孩子，一听到老伴的歌声，便起劲儿舞蹈。这对老夫妻一辈子相亲相爱，彼此间互相尊敬。

● 爱情就是长寿良药（图57）"要是咱们的孩子都是男孩，让他们结为兄弟；都是女娃，就结为姐妹；若是一男一女，那就指腹为婚，结为夫妻……"100年前的一次聚会，他们还未出娘胎，父母就替他们定下了终身大事。100年后的今天，居住在湖南常德某村的施四凡、刘么姑，已相濡以沫携手走过78年。两年前，这对同年同月同日生的百岁夫妻，精神矍铄，四世同堂，尽享天伦之乐。年轻时他们干活，早出晚归总

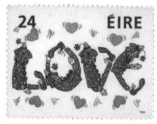

图57　爱情就是长寿良药(爱尔兰)

是牵着手去拉着手回，连睡觉时也常拉着手，只在大热天热得实在难受时才分铺睡。年老时，两老你一言我一语，言语中饱含着浓情蜜意，有时大笑起来便露出为数不多的牙齿。交谈中，他俩一直保持着牵手这一简单的动作。他俩对记者说："78年来，我们从未吵过架红过脸，可能爱情就是长寿的良药吧。"百岁夫妻的故事或许是平淡的，但他们的真爱让所有人动容，让人们感受到真情的宝贵。

●**每天都逗妻子笑**　印度有一对百岁夫妻，丈夫克拉姆比妻子大7岁，他们相濡以沫87载，恩爱依然不减当年。他们的婚龄最长曾登上了世界吉尼斯的纪录。他们俩接受媒体采访时表示，他们幸福长寿的秘诀就是尽最大努力照顾对方。这位丈夫说："我每天都逗老伴多笑，因为笑一笑十年少。如今老伴还活着，看来这办法不错。"为了保持思维清晰，老翁每天都要读书看报，查阅字典。他的老伴则表示："年轻时我每天都要给他做饭。健康最重要，所以那时我经常买大量新鲜的蔬菜做成各种美味食品。如今看来，我的办法也很奏效。"他们这对百岁夫妻认为，婚姻长久的秘诀之一就是多花时间待在一起。"过去50年我们没有长久地分开过。我们去哪里都是挽手相伴。婚姻重在理解对方、清楚对方的顾虑和难处。一定要倾听对方的忧虑，助其渡过难关。"他们俩永远忠诚于对方，尽最大可能照顾对方，容忍对方的缺点，并经常沟通。这四点是幸福长寿的秘诀。

●**杨爷爷爱讲笑话，金奶奶很健谈**　结婚50年为金婚，60年则为钻石婚。两年前，我国贵州省109岁的杨胜忠与106岁的妻子金继芬已经携手走过了90年的光阴，跨越了两个世纪，他们的年龄加在一起已经215岁。经中国老年学学会正式认定，他们是中国目前健在的最长寿百岁夫妻。当地干群忙于催促老寿星的儿孙尽快抢报世界纪录。这对老夫妻从没有生过气红过脸，杨胜忠爱讲笑话，小辈叫他"万年和"；金奶奶很健谈，二人生活充满了默契，一个眼神，一个动作，就能明白彼此。在生活里，金继芬老人通常都会迁就杨胜忠老人。他们幸福长寿的秘诀是："一家人要和和气气，不管遇到多大的困难都要放宽心、要知足。"这对中国最长寿夫妻认为，幸福其实很简单，幸福就是一起慢慢变老。

58. 贤惠聪明的妻子助丈夫长寿

国外研究人员研究发现，女性的受教育水平比男性自身更能影响男性的寿命长短，丈夫的健康要靠妻子照顾，贤惠聪明的妻子可使丈夫寿命平均延长5年。贤惠聪明的妻子，心地善良，通情达理，对人和蔼，又有智慧。因此，她的丈夫心里倚靠她，她一生使丈夫受益无穷。

研究人员对150万份男女的履历表进行分析后发现，贤惠聪明的妻子更理性，知识更渊博，更了解如何安排饮食、操持家务，并照顾生病的孩子和丈夫。并且贤惠聪明的妻子自己也能保持健康的生活方式并适当进行体育锻炼。而夫妻之间在精神支持与共同兴趣方面的沟通，对其丈夫寿命的影响也不容小看。研究人员还指出，在贤惠聪明的妻子帮助下，其丈夫往往不仅能拥有健康的体魄，还可拥有良好的精神状态。相反，如果女性每周工作超过40小时，问题就会发生。因为她们无法随时提醒其丈夫照料自己健康、服药、看医生或是做健身运动等等，于是她们的丈夫在3年内健康就衰退25%以上。

百岁革命老人夏征农的夫人方尼，比夏老小19岁。一个曾使他受了多年冤屈的同志，他见了一笑了之。事后，夏老对夫人方尼说："我们要能做到鲁迅先生在一首诗中写的：'相逢一笑泯恩仇'。"夏老五代同堂的大家庭很和睦，大家互相关心，老的关心小的，小的关心老的。谁有困难，大家帮助解决。夏老说："如此和乐融融，这都是方尼的功劳。"方尼确实有功。她的亲和、爽朗、无私，是和睦家庭的"润滑剂"。家务事全由贤内助方尼安排，丝毫不用夏老操心。他们一起外出时，方尼总是随身带着药盒，有备无患。在夏老生癌开刀期间，方尼更是百般体贴，无微不至地进行护理。方尼和夏老二人时常开开玩笑，唱唱京戏，显得那样豪放活泼，夏老就像一个老小孩。夏老90岁时还应邀去青岛开会。陪伴他身边的，是他的老伴和她那只不离身的"百宝箱"——一个装满中成药的饼干盒。可能是那天晚餐吃了没煮熟的海鲜，夏老上吐下泻、发高热。可当时，不惊不慌的方尼是众人的"主心骨"。方尼给夏老吃了安宫牛黄丸，一夜过去，夏老起床，热度竟已退尽，如期出席第二天的会议。夏老和别人说起昨夜生病之事，竟无一人相信：如此精神抖擞，哪有一丝病容。夏老还与老伴相约，要好好地活下去，要亲眼看到中国举办奥运会的盛况！

　　我国年逾百岁的侯仁之院士，是北大资深教授、中国现代历史地理学的奠基者。在北大和地学界，几乎无人不晓。侯老曾这样总结自己的一生："少年飘零，青年动荡，中年跌宕，老而弥坚。"他说："我应该感谢我的亲朋好友，特别是我的夫人张玮瑛，数十年来相濡以沫，扶我走过风风雨雨，以至于我虽不能'奋蹄'，但可以慢慢地走路。总之我还要充实地继续工作下去。"他与夫人张玮瑛，夫妻和谐恩爱，相敬如宾，互相理解，互相支持。他们夫妻几乎不吵架，有问题也都及时沟通。在生活方面，侯夫人对侯先生关怀备至，从饮食、服饰、起居等生活点滴细节上都给予了无微不至的照顾。对所有来家拜访的客人，都是热情接待。客人走时，他们夫妇都要将来客送到院门口。

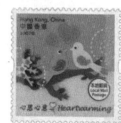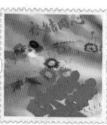

图58　永结同心　百年好合(中国香港)

　　我国著名语言学家、被称为"汉语拼音之父"的周有光已经107岁了。1998年，国际教育基金会评选中国百对恩爱夫妻，周有光和他的夫人张允和成为入选者中年龄最大的一对(图58)。张允和称自己是一个"标准的家庭妇女"。他们爱情美满，不仅要有爱，还要有敬。两人每天上午喝茶，下午喝咖啡，都要碰碰杯子，叫"举杯齐眉"。这虽是个小动作是一件小事，但对增加家庭生活的趣味、增加家庭生活的稳定很有益处。彼此敬重对方，双方才会和谐愉快。两人相敬如宾，据说一辈子没吵过一次架。他们的生活比较有规律，不乱吃东西，不抽烟，不喝酒。他们的长寿之道是：生活规律，胸襟博大，少生气不生气，吃亏就是福。

59. 婚姻需要"糊涂"一点

　　俗话说："十年修得同船渡，百年修得共枕眠。"男女双方走到一起，成为夫妻不容易(图59)，想让夫妻长久恩爱融洽，要难得糊涂才是。

　　清代著名诗人、书画家郑板桥曾写过一个条幅："难得糊涂"，条幅下面还有一段小字："聪明难，糊涂难，由聪明转入糊涂更难……"当然，这里所讲的"糊涂"是指心理上的一种自我修养，意在劝人明白事理，

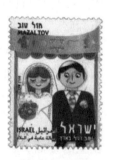

图59　想让夫妻长久恩爱融洽，要会难得糊涂（以色列）

胸怀开阔，宽以待人。婚姻需要"糊涂"一点。难得糊涂，婚姻才会幸福。糊涂，是一种大智慧，是一剂心理保健良方。适当地"糊涂"一下是很有必要的。

夫妻婚后由琐碎的事情或意见不一而产生矛盾是正常现象，但这并不意味着每对夫妻都会因矛盾而淡化爱情。夫妻相处是一门艺术，彼此之间事难求全，不可能事事称心如意，不用把对方看得太清楚，在非原则问题上不计较，在细小问题上不纠缠。对不便回答的问题可以装作不懂，说说废话，装装戆，开开玩笑，以理智的"糊涂"平息可能发生的矛盾或者不愉快的事情。例如，妻子发火唠叨时，丈夫便装戆，一只耳朵进，一只耳朵出，不要接腔。没有对手，战争自然消弭于无形了。还可以采取迂回绕圈的办法，如夫妻有意见分歧，不要正面争执、吵闹、针锋相对。许多时候，对意见分歧的对方，不可以单刀直入，而要用迂回战术，才能成功。还有，小夫妻之间偶有争吵，老人要"装聋作哑"，这叫老人"傻气"，家庭和气。因此，难得糊涂，这在某种意义上说，可以解除许多心理压力，化干戈为玉帛。

在夫妻之间，伤害应忘得越快越好，幸福应铭记得越深越好。追究对方一时的过失，斤斤计较众多鸡毛蒜皮小事，无疑会扩大伤害，影响夫妻之间的感情。太较真容易导致夫妻关系破裂。有人遇到不顺心的事，要么"借酒解愁"，要么"以牙还牙"，更有甚者"轻生厌世"，这些做法都是不可取的，有损身心健康。学着糊涂，大智若愚，遗忘伤痕，豁达、宽容，爱才有长久的生命力。

医学研究表明，心态是健康的精神支柱。人到老年，心理的承受力差，人若是经常处于烦恼忧愁的漩涡之中，会频频激发机体的"应激反应"，会加速人的衰老。发怒是用别人的错误惩罚自己，烦恼是用自己的过失折磨自己，后悔是用无奈的往事摧残自己，忧虑是用虚拟的未知惊吓自己。种种不良心态导致机体免疫功能下降，高血压、胃溃疡等疾病就会乘虚而入，严重危害健康。而小事"糊涂"些的话，则可以避免矛盾发生，使紧张的气氛变得轻松、活泼。

该"糊涂"时做到"糊涂"，就要学会理智处世。每当沉不住气时，就反复警告自己，以理智的语言来控制自己的感情。要学会苦中找乐，自我安慰，善于从生活中寻找乐趣，多参加一些自己感兴趣的活动，把生活尽量安排得丰富多彩些，让自己活得有滋有味。还要学会广交挚友。遇到烦恼时，不妨找几个知心朋友谈谈心，它可以胜过任何药物而达到心理平衡。

世界上没有完全相同的事物，纵然是相处几十年的老夫老妻，由于个性、职业、教养、能力等因素，互相总有长短。故一定要互相包容，要包容对方的缺点，要包容对方的爱好，要包容对方的性格，要包容对方的错误，要包容对方的生活习惯，这样生活也就充满乐趣。在我们人生的旅程中，假装糊涂要比事事精明有益处得多。遇事糊涂些，世事看淡些，开开心心每一天，快快乐乐每一时，不仅可以放宽我们的胸怀，更可为我们省下大量时间，让我们尽力完成自己喜爱之事。

 ## 60. 刮目相看"老来俏"

● **老来俏使82岁名模仍不老**　2013年巴黎高级定制时装周品牌秀场，在这T台上最年长的模特、美国82岁的卡门在当天的秀上压轴出场。谈起不老秘诀，卡门说，她保持健康规律的生活并且经常运动，另外要保持豁达开朗的心态。如今，卡门虽然82岁了，她仍能4点半钟就从床上爬起来，化淡妆、修睫毛、梳白发，而后一次次地出现在各种各样的T台上，从容淡定，

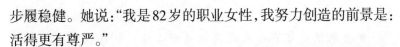

步履稳健。她说："我是82岁的职业女性，我努力创造的前景是：活得更有尊严。"

● **老来俏使自己心里高兴，别人看着舒服**　有一位老太太爱穿漂亮衣服，家里的两个大衣柜和一对樟木箱子都被她的衣服塞得满满的。过去，人们形容爱穿戴的人，常常用"一日三开箱"这个词。可她岂止是"一日三开箱"呀！早上锻炼，她穿晨练的衣服；去市场买菜，她穿买菜的衣服；到大商场购物，她穿逛街的衣服；去老年大学上课，她穿上学的衣服；至于走亲访友，或者参加婚礼等活动，她更是要精挑细选，把衣服搭配得又体面又漂亮。她认为，穿着合适的衣服自己心里高兴，别人看着舒服，还能美化环境和市容呢！

● **老来俏使她成为"百岁漂亮妈妈"**　家住上海陆家浜路的一位老人王慰慈，在社区中爱美是出了名的。她是反清女英雄秋瑾的外甥女、民主党派成员、退休教师。她每次外出参加活动都要仔仔细细打扮一番：到理发店做头发，涂上口红，戴上耳环，穿上大红色的羊毛衫，下着西装裙，脚蹬白皮鞋。每当她在会场上出现时，与会人士目光都会"刷"地一下聚焦到她身上，为她的美丽所惊叹。人们都称她为"百岁漂亮妈妈"。在一次市侨联举办的老年时装表演赛上，有400多位老人角逐，她荣获最佳气质奖和最佳服饰形象奖。由于她乐观开朗，体质较好，思维清晰，谈笑风生，看上去只有80来岁的样子。

● **老来俏使百岁老人颇有绅士气派**　上海市最长寿男寿星秦茂堂109岁。他年轻的时候，做过38年的裁缝，而多年的服装设计生涯，让老人自己打扮得不仅整洁体面，还颇有绅士气派。他一身藏青色西装西裤，头戴一顶鸭舌帽，架着一副银丝边眼镜，精神矍铄，满脸笑容。他是上海最长寿的男寿星，位列上海最长寿老人第二名的人瑞。他爱聊天，爱锻炼，爱喝汤，爱整洁，天天擦雪花膏……109岁也可以活得"很绅士"、很滋润、很优雅。

●**老来俏使百岁老太天天保持好心情** 居住在美国华盛顿市一家养老院中的西尔玛·奥斯汀老人，刚过了自己105岁的生日。在退休以前，西尔玛在一家百货商店当会计。这是一家时尚用品商店，老太太在这里养成了喜欢穿时髦新衣服的习惯。她至今仍每天坚持给自己化妆和做发型设计，始终保持着优雅的仪容。她认为，优雅的形象让别人看着舒服，自己也会保持好心情。她告诫身边的朋友，不能上了年纪就变得邋遢了。

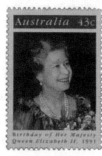

图60 老来俏是健康的需要，心态阳光，更有活力（澳大利亚）

●**老来俏，有人戏称她为"老妖怪"** 湖南邵阳市某村的李银姣，是一位109岁的老太太了。她有一个最大的特点就是爱花俏，喜欢"臭美"，心态极好。当有人戏称她为"老妖怪"时，她非但不生气反倒乐呵呵地说："是妖怪就好了，妖怪就会永远乖态永远不老，我活1 000岁都嫌不够哩！"

中外养生家们普遍认为，"老来俏"是健康的需要，有益身心健康，能使自我感觉良好，心态阳光，更有活力（图60）。老年人要克服心理障碍，注重形象，讲究一点穿戴、仪容之美，可增添愉悦感、自信感和满足感，会显得更年轻，展现独特气质，可收到延年益寿之效。如果夫妻穿情侣装，会让别人觉得你们很幸福，通过外界评价，能够提升自己的幸福感，从而使夫妻的感情更融洽。

61. 音乐唱歌助您长寿

中医学记载："天有五音，人有五脏，天有六律，人有六腑。"

说明音乐与人体相应。音乐是健康的促进剂,是一种特殊的"维生素"。音乐是利用丰富多彩的旋律、和声、音色节奏、力度等作为表现手段,来刺激人的感觉神经,激发人的情感活动,令人赏心悦目。音乐可通过心理效应而起到养生康复之作用。唐代大诗人白居易在《好听琴》一诗中写道:"一声来耳里,万事离心中。清畅堪销疾,恬和好养蒙。"音乐养生为健康加分。

长寿,需要音乐。美妙音乐可助人高寿。音乐是人生的最大快乐,是生活的一股清泉,是陶冶性情的熔炉。和谐的音乐可以使人产生良好情绪,形成一种良性刺激,诱使中枢神经、内分泌系统分泌出有益于健康的激素和其他生命活性物质,促使人体新陈代谢。所以,听听音乐可以改变心情。例如,节奏明快的乐曲,可增长肌肉力量;节奏徐缓的音乐,可使人呼吸平稳、脉搏有力;轻松活泼的乐曲,可使人感到情绪安定、心旷神怡;而优雅动听的音乐则可调节自主神经功能,有助于大脑休息,使疲劳得以恢复。因此,经常听深沉古典音乐的家庭,其成员都相处和睦,彬彬有礼,相互谦让;经常欣赏浪漫音乐的家庭,其成员性格热情开朗,思想活跃;经常欣赏徐缓轻音乐的家庭,其成员的举止文雅,性情温柔;而各种世界名曲,是祛病的良方。国外医生常常为不同的病人开出不同的音乐处方。老年人所选音乐的旋律以轻快为宜,听后给人一种欣欣向荣的感觉,音乐会使我们的心境变得更加美好。

唱歌,延年益寿(图61)。我们知道,歌剧演员胸肌发达,心肺功能良好。专业歌唱家中寿星多,要比一般人多活上20年。在一些音乐学院,有的老教授已经90多岁高龄,还照样能带研究生,这是唱歌给他们

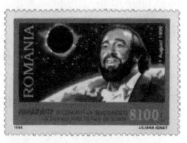

图61 音乐唱歌助您长寿(罗马尼亚)

身体带来的好处。歌唱家郭兰英说：优美的歌声是"无形的健身保健品"。咱们老年人唱歌能健脑，让人更聪明，还可强脏腑；可提高免疫力，使人冥思遐想；老年人唱歌可以使人越唱越开心，越唱越有活力，越唱越忘掉一把年纪；唱歌也能延年益寿。

全国最长寿老人阿丽米罕·色依提128岁，她唱了100年情歌，经历3个世纪，依然容颜不减，这位歌声不断的百岁美女依然让人迷恋。她的长寿秘诀是永葆童心，歌声不断。世界长寿之乡广西巴马县，那里的长寿老人都有唱山歌的爱好。专家认为，唱歌能使大脑的思维活跃，声带、胸腔得到适当运动，保持健康的心态，从而对长寿有益。专家还认为，唱山歌是一种独特的社交活动，它能使老人心胸开阔，远离烦恼。作为一种非物质文化因素，唱山歌和遗传、环境、饮食等物质因素完美地融合在一起，构成了巴马人长寿的主因。天津市河西区有一位唱着歌活到一百岁的老人——马景芬，她会唱很多老歌。她的拍子和歌声相当具有鼓动性和感召力，中气十足。马老太心态好，心气儿高，乐观开朗，平日里她就是一边干家务活，一边哼着歌，自得其乐，没有她烦愁的事，可谓长寿一大秘诀。

英国研究人员请30名经过治疗仍然存活的癌症患者参加了合唱团，并对他们的精神状况作了调查，在3个月的合唱活动以后，再次对他们进行了相关调查。结果显示，这些癌症患者的精神状况明显改善，普遍感到自己更有活力，焦虑和抑郁等指标都有所下降。他们觉得参加了合唱团能够让自己与一群人在一起有共同的目标，并且能专注于自己的表现，从中获得一种成就感。总的来说，这种精神状态的变化提升了他们的生活质量，这对患者的康复有帮助。

62. 童心常在养天年

老人贵在有童心。童心是人们真实感的流露，是真心实意，纯洁无邪，无忧无虑，想玩就玩。老年人如能经常怀揣童心，有童真，寻童趣，享童乐，心态平和，永葆一种宽广心胸与豁达乐观的态度，就会像孔夫子说的那样"乐而忘忧，不知老之将至"。怀揣童心度夕阳，这就是福寿双喜临门了。因为忘老则老不至，好乐则乐常居。外国有位莫里·瓦茨老人对此颇有见地："当我应该是个孩子时，我乐于做个孩子；当我应该是个聪明的老头时，我也乐于做个聪明的老头。我乐于接受自然赋予我的权利。"

老年人童心不泯，遇事想得开、放得下，经常心情开朗，活得轻松愉快，吃得香、睡得甜，也就衰老得慢。乐当"老顽童"、"开心果"，这是一种生活智慧，乃人生大补，是最好的财富。在不服老的人眼里，黄昏如同晨光一样美丽，好似彩霞一样多姿。

著名滑稽表演艺术家姚慕双在世时，他的业余爱好就是喜欢养能鸣叫的昆虫，到了老年更甚。他夏天养蟋蟀，秋天养金铃子，冬天养油葫芦等。一天的繁忙工作之余，拨弄拨弄小盒子，看看各种小虫，听听虫叫，好似置身在农村的田野中，顿时感到清新宁静、轻松舒坦，心里头不知有多么惬意呢！

著名滑稽表演艺术家周柏春在世时，膝下有二男四女，可谓子孙满堂，平时孩子们一回家，他总乐意讲一些童话谚语给子孙们听，有声有色，在子孙们的欢笑声中他分享到了童年的快乐。

著名作家、百岁文坛泰斗冰心女士一生与儿童为伍，把毕生的精力倾注于儿童文学的创作之中。她说："生命从80岁开始。"自己之所以能长寿，是因为"永远保持着一颗年轻的童心"。正因为她童心未泯，所以她也热爱一切小生命，尤其喜欢养猫。每当她养的那只波斯猫在她面前撒娇取宠时，冰心常常像小孩子般地开怀大笑。笑声中，让人感受到冰心那颗活跃的童心正鼓足风帆，航行在人生长河中。

著名儿童文学家陈伯吹，是中国现代儿童文学的先驱与奠基人，被誉为"东方安徒生"，享年92岁。他的一生视儿童为自己的生命，无论何时何地，他的生活和工作都离不开"儿童"。在他的心目中，儿童就是天使。他写过400多万字脍炙人口的优秀儿童文学作品，用的都是儿童能理解接受的文学语言，浅显、细腻、活泼，足见他深入到了孩子群中。

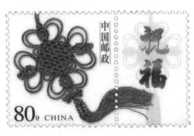

图62 "中国结"是吉祥的祝福（中国，个性化邮票）

在2009年度上海市十大寿星评选活动发布会暨颁奖仪式上，家住浦东的李素清以110岁的高龄当之无愧地成为上海的"超级老人"。她的长寿秘诀之一是童心常在。李老爱美，也爱打扮，胸前的"中国结"（图62）就是几年前她随家人去豫园元宵节赏灯时，女儿遂她心愿，买了送她的。观看电视中的少儿节目，是老人每天必做的功课，尽管声音听不清，但她还是咧着嘴笑个不停。她很喜欢跟孩子们玩开来开去的小汽车，也喜欢参加社交活动和旅游活动。此外，毛绒玩具也是老人的心头所爱，在她家中，床上放着嫩黄色的小鸭，床头是抱水果的小熊，叠得方正的被子周围也被各种各样可爱的毛绒玩具包围着。

中外百岁寿星的长寿秘诀中，最重要的一条是心不老。人生有限，童心无价。童心常在养天年。老年朋友都想健康长寿，可你保持一颗童心了吗？

63. 玩促健康 玩能增寿

美国研究人员研究表明，对70岁以上的老人而言，从事适当的娱乐活动，比整天坐在电视机前更有助于长寿。因为喜欢玩耍的老人，活动量大，能量消耗也就多，这对患有多种疾病的老人来说，降低了心血管病及癌症死亡危险，因而更有助于延年益寿。适合老人玩的项目很多，要根据老人的年龄、性别、体质、是否患有疾病、季节等情况而定。总的原则是：循序渐进，持之以恒；注意安全，量力而行；有节有度，身心轻松。

●**邓小平生前喜欢打桥牌** 桥牌是扑克的一种玩法。它作为一种高雅、文明、竞技性很强的智力性游戏，以特有的魅力而称雄于各类牌戏，风靡全球。"我用桥牌来训练脑筋。我能打桥牌，证明我脑筋还清楚。"小平同志认为，打桥牌是管理国家大事之余最理想的消遣活动。惟独在打桥牌时，专注在桥牌上，什么都不想，头脑能充分休息。周末他常与一些老朋友玩桥牌，有时还到人民大会堂参加桥牌比赛。桥牌锻炼了他的大脑，推迟了脑细胞的老化。大家将他的这种爱好与他的智慧、健康和长寿联系在一起。

●**九旬老人酷爱放风筝** 广西桂林有位90岁的老人，他叫杜光久，天天要放风筝（图63），他戴着墨镜、帽子，腰板挺直，非常热爱这一项健身与娱乐相结合的运动。老人体会到，放风筝时需要动用手、

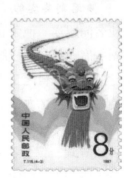

图63 九旬老人酷爱放风筝，会玩的人永远不会老（中国）

腕、肘、臂、腰、腿等各个部位，使全身得到锻炼。从引飞风筝开始，人体各部位都在不停地运动着。尤其是春季，由于冬天人们久居室内而气血淤积，所以春天来时人们应多进行户外运动，可使气血循环加快，促进新陈代谢，有利于健康。刚开始放风筝时，只能慢慢挪动，只要保证风筝不掉下来就可以了，后来可以做一些跨度比较大的运动了。通过10年的放飞风筝，真的给他的身体带来了改变，过去严重的颈椎病的症状已明显缓解，现在基本不疼痛了。真是会玩的人永远不会老。

●**张月晖83年坚持打算盘**　江苏丹阳有位叫张月晖的107岁女寿星。在她20多岁的时候，由于从事典当行业，她学会了打算盘，而且把这个作为业余生活的爱好。打算盘可做到手、脑、嘴三运动。她只要一接触算盘，老人的精神就特别好。当她熟练地打着算盘，口里念着珠算口诀，几个手指头上下飞快地拨着算盘珠子。老人每天这样噼噼啪啪地敲算盘，不是为了算什么账目，而是在健身。老人说，这样的健身方式，她已经坚持了83年了。每次为了让大家开心，她就会给大家打算盘，不少年轻人都比不过她。在她的带领下，周围的不少老人都学会了打算盘，用打算盘来健身。

●**名副其实的"百岁象棋大师"**　谢侠逊，6岁学棋，15岁便名闻遐迩。他荣获过上海象棋大赛冠军，曾任中国象棋协会副主席。他与象棋结缘终生，他的良好心态、开朗的性格、刚健的体魄都得之于下棋。下棋需要聚精会神、一丝不苟，这也使谢老的记忆力得到很好的锻炼（详见下文）。

●**喜欢跳舞的百岁老伯**　在上海市宝山区的一些舞厅，常可以看到一位百岁老人在翩翩起舞。他步履矫健、舞姿优美，令一些旁观者纷纷地为他喝彩。这位高龄舞者叫顾定山，是远近闻名的老寿星。当问到老人为何常来跳舞时，他说："对我们老人来说健康最重要。跳舞是一种全面锻炼，伴着优美的音乐，翩翩起舞，精神感到十分愉悦。这是一种有益于身心健康的文化活动，我十分钟爱。"

 64. 从古至今棋手多长寿

弈秋是春秋战国时最善弈棋的圣手。琴棋书画之棋，指的就是围棋（图64）。晋朝人张华在他写的《博物志》中说，"尧造围棋以教子丹朱。"还提到，舜，觉得儿子商均不甚聪慧，也曾制作围棋教子。按照这种说法，制造围棋，是为了开发智慧，纯洁性情的。这都是公元前3000年前的事了。象棋，原名中国象棋。中国象棋源远流长，历史悠久。在

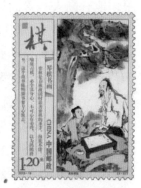

图64　下棋能使人修身养
　　　性，乐以忘忧（中国）

2000年前的战国时期就已出现雏形，至距今800余年的北宋时期发展成熟，而成为现今的模样。

东汉史学家班固指出，下棋能使人修身养性，乐以忘忧，是高寿者的长生之术。老年人常弈棋，能清醒头脑，锻炼思维；保持智力，颐养性情；寄托精神，消除寂寞；广交朋友，增进交往；保持乐观，充实生活；有益康复，有利祛病延年。再说，棋如人生。只有阅尽人间事的人，眼界更宽，而棋的境界也就更加高远了。棋盘上风云变幻，高深莫测，比智力、比体力、比毅力、比意志气度的弈棋活动，堪称一门艺术。休闲之际，一杯清茶两人对弈，老友相逢，乐在"棋"中，"棋"乐无穷。

自古棋手多长寿。如汉代的杜夫子、东晋的五恬、宋代的刘仲甫、明末的高兰泉、清末的秋航，近代的谢侠逊、林弈仙等，都是八九十岁以上的高寿者，有的寿高百岁以上。

如今弈棋更添寿。如前中国象棋协会副主席、象棋大师、全国棋坛总司令谢侠逊，6岁学棋，15岁便名闻遐迩。他与象棋结缘终生，享年100岁。他在期颐之年，童颜鹤发，步履矫健，挥毫自如，吟诗贴切，棋路清晰。他回答人们养生之道时说："养兼明聪能增寿，对弈敲吟更健身。"他的盲棋功夫尤为人佩服，他有高人一筹的记忆力和专注心。下棋不仅磨炼意志，也能锻炼身体素质，尤其是内脏器官功能。从表面上看，身体不动，似乎处于静止状态，而实际上由于双方紧张地用脑，人的中枢神经系统、呼吸系统及内分泌系统都在紧张地工作着，其实下棋同练气功一样。大脑运动对身体各部分都有积极的影响。

在绿树葱郁的上海复兴公园，每天清晨人们总可以看到一位头发花白的百余岁老人陆德财。他先做一套弯弯腰、甩甩手、踢踢脚的自由体操，然后到公园棋牌室下棋。他一下就是十几盘，有时还忘了吃中午饭。有的老人见技艺高超的年轻棋手就躲避，而这位老人敢于向他们挑战。一次他与一位青年棋手对弈先失了两局，大家都以为他从此不敢再战。但他不服气，坚持要和这位青年对垒，又下了两局，直到扳平为止。陆德财除了刮风下雨，天天去公园下棋，已坚持20多年。说起下棋的好处，他说，常下棋，能使脑细胞保持活力，防止脑力衰退，预防老年痴呆。这位老寿星心态很好，每天高高兴兴，无忧无虑。他说，人只有活得超脱一点，少管点闲事，把什么都看得很淡，精神无负担，这样才能健健康康。

不久前，围棋泰斗吴清源老先生在日本度过百岁寿诞。围棋界还是第一次迎来棋士的百岁寿辰。吴清源大师认为围棋是一种艺术，又是一种生命的哲学。对弈的最终目的，是从中领略圆满调和的"道"，追求棋艺和人生的共同完美。吴清源平时所表现出来的精神状态就是一种平常心。除了读书之外，围棋是他平生唯一的事业与爱好。现在吴清源住在日本一家老人看护所里，定期接受医师的身体检查，医师说："他有着一颗健康的心脏。"百岁吴源清，在精神好的时候，还会坚持摆棋。他曾说："100岁之后我也要下棋。200岁之后我在宇宙中也要下棋。"

65. 颐养天年数垂钓

●**姜子牙长寿秘诀体现于垂钓中**　据史载，姜子牙，名吕尚、吕望，为齐国的开国之君。后来，80岁时才被周文王起用，拜为丞相。由于他建立了奇功异勋，又是长寿者，再加上德高望重，渐渐地被尊奉为能祛除百病百灾、福佑民众的姜太公。他寿至97岁而终。后人总结他养生的秘诀是"动静结合，天人合一"，而这一秘诀集中体现在他的垂钓中。

说起姜子牙的高寿，不能不谈起他的垂钓养生。而故事的发生在周王朝早期，发生地就在陕西省宝鸡市陈仓区（原宝鸡县）磻溪镇。姜太公"钓鱼愿者上钩"的故事，流传数千年经久不衰，可以说是妇孺皆知。

由于他几十年如一日，只要一有空便持竿傍溪，静观天水一色。姜子牙钓鱼不用饵，名为钓鱼，实为养性。普通人垂钓千方百计要多钓鱼，钓大鱼，而姜子牙却直钩无饵，静观鱼群绕钩而乐，大自然的清新陶冶着他的情志。他一边钓鱼，一边嘴里不断地唠叨："快上钩呀上钩！愿意上钩的快来上钩！"用直钩不挂鱼饵钓鱼，愿意上钩的鱼，就自己上钩，喻心甘情愿地上圈套。

姜子牙垂钓虽无饵，但抛钩观浮，一览群鱼绕直钩而过，再抬竿提线另抛，这一起一立，一提一抛，正好使四肢、手腕、脊柱得到全面的活动伸展，起到了舒筋活血的作用。姜子牙年高多智而不见用，不但不心灰意冷，依然以垂钓磨练了自己的毅力和耐性，使他养成了谋大业不求功名利禄的胸怀，从而以豁达、宽容、仁和获得了健康长寿。

●**乾隆体健长寿得益于垂钓**　清朝乾隆皇帝活了89岁，是中国两千多年320位帝王中享年最高的一位，被后人誉为"帝王寿魁"。他的长寿与爱好垂钓有关。乾隆在位60年中，不少时光是在快乐扬竿中度过的。在他看来，颐养天年数垂钓，因此，他三天两头离开紫禁城，脱下皇袍去望海楼垂钓。有时大臣不得不拿国家大事去望海楼禀奏。公元1774年，乾隆在望海楼垂钓时，雅兴上来挥毫泼墨，亲手写下"钓鱼台"三个遒劲大字，从此望海楼易名为"钓鱼台"而驰名中外。

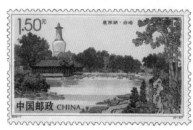

图65　扬州瘦西湖是乾隆皇帝钓鱼的好去处（中国）

一次，乾隆皇帝南巡来到扬州瘦西湖(图65)，这位"钓鱼皇帝"经不住湖中鱼儿的诱惑，不顾旅途疲劳脱下皇袍去湖边持竿观浮。突然一尾大鱼咬上钩，皇上把辫子往后一甩缠在脖子上，摆好架势，站稳双脚，与大鱼展开了搏斗。几个回合下来，很快将一尾大鱼钓上岸，呈现出人欢鱼跃的场面。后来人们为纪念乾隆到处钓鱼，在瘦西湖修建了一处"皇帝钓鱼台"。

垂钓是一种闲情，是一种极佳的享受。钓鱼最考验人的耐性，垂钓之意在静心，钓的是心情，陶冶情操。它能祛忧虑，平心态，解除"心脾燥热"。所以垂钓是一项多功能的静养功。其静中见动、动中有静，集锻炼与娱乐于一身，垂钓之乐尽在不言中。希望你当一回悠然洒脱的"姜太公"。

66. 我的健康我做主

最牛的一副对联,上联:爱妻爱子爱家庭,不爱身体等于零。下联:有钱有权有成功,没有健康一场空。横批:健康无价!

健康是一种选择,大家都可以选择健康,主动健康。生活方式的"对或错"是致慢性疾病"消或长"的决定因素之一。只要建立健康的生活方式,人人都可以长命百岁。因此,我的健康应由我来做主。

美国加州的研究人员曾对6 928名成人观察5.5年,确认有7项好的健康生活方式:①减少夜生活,每天吃早餐;②每天睡眠7~8小时;③一日三餐,不吃零食;④保持标准体重;⑤不吸烟;⑥不饮酒或少量饮酒;⑦有规律的体育锻炼。调查显示:遵守这其中6~7项的健康行为者比不遵守者的人期望寿命延长11年。挪威研究人员研究发现,同时有吸烟、过量饮酒、不运动和偏食陋习者会使人减寿12年。英国研究人员研究指出,若人类能以更健康的生活方式生活,到2025年,全球至少有3 700万人或将免于过早死亡。

生活方式至关重要。当今,生活方式疾病是世界上人类最大的死亡原因。不健康的生活方式,主要是吃得太油、太咸、太甜、太多,以及饮烈性酒、大量吸烟、长期夜生活,我国有超88%的成年人运动不足。在发达国家,70%~80%的人死于心脏病、脑卒中、高血压和癌症,这些所谓"生活方式疾病"。自2000年以来,我国每年约有100万人死于与吸烟有关的疾病,占全球死亡人数的五分之一。

健康生活方式的四大基石是:合理膳食,适量运动,戒烟限酒,心理平衡。根据世界卫生组织的界定,人类的健康与长寿15%取决于遗传；10%取决于社会因素；8%取决于医疗条件；7%取决于气候条件；而60%取决于自己的生活方式，且掌握在自己手中。健康长寿是多种因素综合作用促成的结果，但其基石是遵循良好的生活方式。健康的生活方式也不是孤立的，合理膳食，适量运动，戒烟限酒，这些都是外在的。内在的健康生活方式是要回归到内心，心理平衡这才是健康的核心。要始终保持内心的宁静，用一颗真诚的善心去对待身边的人和事；面对纷繁的周遭环境，多些包容和理解，这才是最高级的健康生活方式。

俗话说"长寿无秘诀，健康在自己"。而"健康100分，及格在自己"。因此要增强健康意识和理念，应当知道世界上花钱最少、最方便的非药物疗法和养生之道是健康的生活方式。健康的生活方式具有很大的交集，在很大程度上"相互重叠"。而生活方式的主动权又掌握在自己手里，生活方式是最可控且最有影响力的因素，在最大程度上决定着人的健康状态和生命质量，也是锻造生活质量和健康生命的指南。

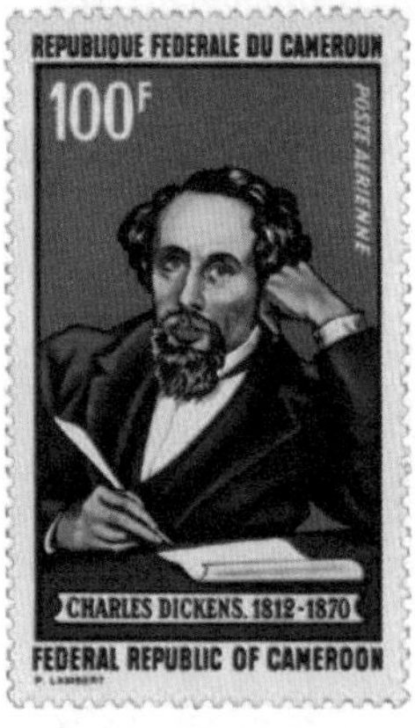

我的健康我做主。健康长寿的真正秘诀就在于建立健康的生活方式和行为习惯。医生只能为你解除病痛，医生的诊治不能代替你的自我保健。自己的事情只有自己办，自己的身体只有自己管。要健康，不能等待别人的恩赐。健康生活方式主导健康寿命的长短。因此，需要每个人切实关心自己的健康，不要再做伤害健康的事情，而这都是由你自己来实践的。这样，你的晚年就会自己少受罪，儿女少受累，还节约医疗费。

英国著名作家狄更斯（图66）有一句名言：太阳平等地照耀着一切。寿命和健康对

图66 寿命和健康对于我们每个人都可能是平等的（狄更斯）（喀麦隆）

于我们每个人都可能是平等的，关键取决于你自己。

 67. 动静结合才是长寿之道

我国传统养生文化在发展过程中产生了各种不同的学术流派,但就其主要模式则可以分为"清静养生"和"运动养生"两种。动与静,截然相反,欲求长生之道,到底应以静为主,还是以动为主? 历代养生家众说纷纭。

动与静是对立统一的两种养生方法。但古人早有"动以养身,静以养神"之说,方法虽然不同,但目的则一,均为促进和恢复机体气血流畅和平衡。古人的"动静观"则是有远见卓识的。在绍兴府山上有一石刻,书有"动静乐寿"四字。这说明古人早就认识到运动、静、乐是人长寿的奥秘。

比如:一个人在青少年时期,肌肉、骨骼和内脏正在发育时期,好动的天性正好适应他们发育成长的要求,相比之下动应该多些,静养就应少些。国外有人做过试验,身体健康的青年人在床上静卧20天后,心功能下降70%,血压也降到危险程度,肌力极度衰退,好像生了一场大病。人到中年,身体发育成熟,趋于定型,但又诸事缠身,则宜减少运动量,重视静养,藉以松弛紧张疲惫的身心。到了老年,脏器、关节的磨损已很明显,较大的运动量只会加快磨损,加速衰老。据专家认为,大致来说,如果运动完毕5分钟内呼吸还未恢复正常,仍感到精疲力竭,表明运动已过度了。故老年人只宜从事散步、打太极拳之类的轻柔运动。应以静养为主,进行书法、绘画、琴棋、垂钓、集邮、花鸟之类的养生活动,学会让心安静下来,将人生烟云"静"而化之,使心旷神怡,身爽神清。

因此,人们不可把动静两者迥然分开。无论动还是静,都要掌握一个适当的"度"。动得过分，可能会引起疲倦、劳损甚至受伤；而一味静养，会变成"懒虫"造成机体的衰弱，功能加速退化，引发各种疾病。要认识，没有绝对的动与静，应该是静中有动，动中有静，或外动内静，外静内动。动静结合才是养生的最高境界。要动静兼修，有常有节，动静相宜寿自高，动静结合才是长寿之道。

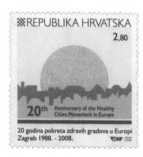

图67　多晒太阳，尽量多多沐浴在阳光中，感受大自然的温暖（克罗地亚）

　　上海百岁老人谈金荣摸索出适合自己的一套动静兼顾的养生方法。冬季，他遵循"早睡晚起"的原则，早晨太阳出来之后起床，坚持天天做"保健操"。晨起先叩齿36下，舌在口内左右上下各转动18圈，鼓漱36次，分两三次咽津液入丹田。然后再做吹气功36次。再搓腰108次。在三九严寒、北风凛冽、天寒地冻的日子里，他多晒太阳（图67），尽量多多沐浴在阳光中，感受大自然的温暖。还到公园绿地去散步，在树林中做深呼吸，多多吸入氧气。当天寒地冻时，他便打开收录机，播放自己喜爱的京剧名段，享受京剧的韵味，兴趣所致，他会跟着唱段哼起来，真是悠然自得也！

　　著名电影表演艺术家秦怡年已92岁，但见过她的人，总是很难准确地猜出她的实际年龄。这除了她那天生的丽质，和作为一个艺术家所特有的风韵带给她的青春魅力外，也许主要还得益于她那"动中取静"的生活习惯。秦怡视体育运动为最佳健美之道。想当年为拍《女篮5号》，她曾练了一阵篮球，由此对体育产生了浓厚的兴趣。她学过"八段锦"，学过健身体操。上了年纪后，只要一有机会，她还要在由老艺术家组成的篮球队亮一手。现在她天天坚持步行2 000步，做到风雨无阻。

从暮春到深秋，她坚持用冷水洗脸，从而有效地提高皮肤的功能和弹性，使表皮细腻，减少皮肤皱纹，人就显得格外有精神。她是个意志坚强的人，曾先后生过4次大病，开过7次刀，成功地降伏了病魔，还被选为"抗癌明星"。

秦怡已逾九十高龄，总是以一身大红衣衫出现在公众的视野中，配上白皙的肌肤显得格外有精神。各类社会活动、艺术活动、家务劳动，使秦怡经常处于忙碌之中。然而，秦怡却善于动中取静，在紧张的活动之后，调剂一下自己的神经。比如，静坐下来画一朵花，添几片绿叶；或找来一本中外名著，读一段精彩章节，求得动静协调。

68. 太极拳一招一式助长寿

太极拳（图68）是国家级非物质文化遗产，它集颐养性情、强身健体、技击对抗等多种功能为一体，是中华武术的一枝奇葩，是一种身心合一的传统锻炼方法，更是极富中国特色的古老的东方文化。

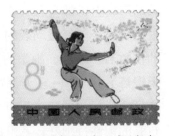

图68　太极拳一招一式助长寿
（中国）

练习太极拳，除全身各肌肉群、关节需要活动外，还要配合呼吸及意识活动。太极拳动作缓慢，走圆划弧、屈膝坐髋，重心低沉，前后连贯，连绵不断，又因太极拳动作温和，没有精神及体力上的高度紧张，特别适合中老年人及慢性病患者，是中老年人健身运动的最佳选择，可有助于摆脱病态心理，起到辅助治疗的功效。

太极拳运动的每一招每一式都蕴含着丰富的哲理，强调人体的整体性、协调性。太极拳还以静制动，以柔克刚，避实就虚，借力发力，讲究的是内练一口气。练拳时尽可能做到柔、缓、松、轻相结合，采用匀细深长的呼吸，不但可以提高"吐故纳新"的效果，同时也能改进血液循环和内脏活动功能。长期打太极拳的老年人，其平均血压为134/80毫米汞柱，而对照组为154/82毫米汞柱。打一套太极拳可使收缩压下降约10毫米汞柱。

● **九旬前辈习拳有度贵在坚持** 曾获得多项国际武术大奖的金丹太极拳48式编创者王继振，2011年在华山世界著名武术家大汇演中，年已九旬的王老获杨式太极拳第一名。在这次华山武术巅峰交流大会上，年龄最大的他徒步翻越三座主峰后，居然身手矫健，舞剑生风，令武术同行啧啧称道。这位太极拳前辈曾说："生命在于运动，锻炼要坚持，动作尽量到位，但老年人不能过度，要讲究平衡。"

● **九旬老太28年拳迷** 每天早晨6点半光景，杭州古东社区的广场上，都会有10多位老人聚在一起打太极拳。那位满头银发、一身鲜红运动装的老人特别引人注目，她就是年已九旬的倪竹君。她说，她学的是杨式的4套太极拳，易学易记。每天锻炼1小时，一整天都觉得很爽气。如果遇到下雨天，她就会到小广场边的凉亭里打拳。一起练拳的老姐妹们介绍说，倪竹君的记性特别好，老姐妹的电话号码她都记得清清楚楚。

● **每天要打太极拳的百岁老人** 浦东新区南码头街道有一位百岁老人，他叫李名球。老人爱好运动，每天要打一套24式太极拳，已坚持十多年。李名球说，太极拳是一项很好的体育运动，之所以具有保健功能，其奥秘在于"一动无不动"的身体活动，能给各组织器官一定强度和量的刺激。对老年人和患慢性疾病的人而言，常年打太极拳能推迟器官结构和功能上的退行性变化，能有效地起到健身、疗疾和益寿的作用。

●**太极拳助他成寿星**　上海市区百岁老人吴志铭，20世纪60年代在疗养院休养期间学会了杨式太极拳，返厂后天天练习太极拳。几年下来，他打的太极拳已似行云流水、连绵不断，拳式沉稳圆润、柔中见刚。许多人见了，都要拜他为师。他对学拳者是这样说的：太极拳打得好，习练者的意、气、形、神趋于圆融一体，只要认认真真按要求把一套太极拳打下来，就会感到气充血畅、身轻体爽、精神饱满、浑身舒服。退休以后，吴志铭仍然坚持打太极拳，每天早上起床后第一件事情，就是在小区绿化带打拳半小时，然后再吃早餐。"坚持到底，必有好处。"吴志铭打了半个多世纪的太极拳，终于登上了百岁寿星的宝殿。

69. 慢生活使人健康长寿

现代人们发现，呼吸太快很伤肺，喝水太快损害心脏，吃得太快容易得癌。根据欧洲健康协会的调查，忧郁症已经成为继癌症和心血管病之后的第三大疾病，并且发病年龄在不断年轻化。其最主要原因，是现代人长期生活在紧张的状态中，没有人可以倾诉烦恼，生活不规律且节奏太快。

近年来，世界上许多国家也都刮起了"慢生活"风，"慢生活"的热词炒得火热，劝导人们放慢生活节奏，选择一种正确的速度生活。英文中，心理医师把追求"慢生活"叫做"找到你心中的乌龟"（find your inner tortoise）。"慢生活"，就是劝导人们生活节奏放慢半拍，选择一种正确的速度、步调来生活、进食、说话、阅读、治疗，加强休息，纠正以前的快速、紧张、仓促的生活节奏，即：车得慢慢开，路得慢慢走，书得慢慢读，饭得慢慢吃，慢慢想清楚自己到底要什么。适当地放慢脚步会令你更清晰地认清眼前的事物，其实，慢一点，没关系。比如，在频繁出差的空闲，带上妻子到郊外度假；在经常加班的时候，给自己到网上订购一些新鲜的食物，在办公室办一个室内"野餐会"；在孩子学习不适合、很紧张的时候，带孩子去郊外看日出，让孩子知道什么是"地平线"（图69）……如今，仅仅在意大利就有30多个城市加入了"慢城市"的行列。

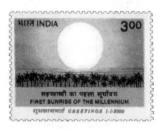

图69　带孩子去郊外看日出，让孩子知道什么是"地平线"（印度）

如今，世界上也已经有一个"世界慢生活日"，也称"全球慢生活日"。它是62岁意大利人贡蒂贾尼于2005年秋季倡议的节日，并于2007年3月15日在意大利米兰举办了第一个"世界慢生活日"。其目的是倡议人们减慢生活节奏，因为"慢生活，才快乐"。贡蒂贾尼等人以乐观的心态，曾先后来到纽约、东京等大城市宣传"慢生活"的好处，强调的是为了健康要放慢生活节奏。

"慢生活"可以先从减慢吃饭的速度开始，对快餐说"不"。要用15~20分钟吃早餐，中餐、晚餐则用半小时左右。法国的"慢餐协会"，作为协会的推广内容之一，就是让"细嚼慢咽"的理念走进千家万户。无论工作多忙，法国人总喜欢把大量时间花在晚餐上，而这也是人们身心最放松的时候；西班牙人不爱快餐式的生活，家庭的午餐时间通常长达1.5~2小时；在美国旧金山曾举办过为期4天的"慢餐节"，宣传绿色的健康饮食方式。而以"生活节奏快"著称的日本，如今也推行起"慢餐"。专家认为，"慢餐"的好处是有利于消化、减肥，降低餐后血糖，缓解紧张、焦虑等情绪。如今，全世界至少有45个国家成立了"慢餐协会"。"慢餐"是种生活态度，它能让人们在快节奏的生活中找到乐趣。

在西班牙，午餐后，一个慵懒放松的午觉是雷打不动的。西班牙著名作家、诺贝尔文学奖得主卡米洛·何塞·塞拉谈及午睡时，表示自己一定会"穿上睡衣，做过祷告，备好尿壶"。塞拉老先生对午睡的郑重其事听起来可能有些好笑，但在西班牙人眼里，这就是生活，不值得大惊小怪。

意大利的小城布拉，已经建立成为一种新的城市模式——"慢城市"。在这里，有更多的空间供人们散步，有更多的绿地供人们休闲娱乐。这个"慢城市"还要求驾车的时速为20公里/小时，最大限度地放低车速。慢性运动是针对快性、激烈运动而言的一种运动方式。它节奏舒缓，动作轻柔，畅度有限。对于上了年纪的人来说，运动量大的激烈运动恐难做到，而慢性运动正是适宜老年人锻炼的一种运动。众所周知，诸如适量的家务劳动、打太极拳、做气功、瑜伽、做保健操、以步代车、钓鱼、下棋等缓慢运动，都是健康长寿的良方。世界各地许多百岁寿星之所以能寿逾期颐，也是和他们多做缓慢运动分不开的。

读书也可以慢一点。新西兰首都惠灵顿有一个"慢读俱乐部"，每周聚会一次，他们关闭手机、iPad等，坐在舒适的椅子上，一边喝咖啡一边安静读书一小时。这样每周一小时的慢读，使他们得以重温久违了的那种不受电子器件干扰的读书的感觉。慢读书是个好习惯。推崇慢读的人认为，慢读能集中注意力、减少压力、提高分析和思考能力。

老人的几大"慢一点"可以归纳如下。老年人记得早上起床要慢一点，坐起来时，不要立即挪到床边，可以靠在床头休息一会儿，能改善脑供血状况，以防脑供血不足；早晨醒来记得排尿慢一点，如排尿过快，膀胱排空容易引起头晕，甚至出现排尿性晕厥，故排尿要尽量缓慢，不可用力过猛；记得喝水要慢一点，喝水太快，水分会快速进入血液，使血液变稀、血量增加，心脏不好时，会出现胸闷、气短等症状；记得吃饭要慢一点，如果咀嚼不细，粗糙的食物会增加胃的负担；记得转身要慢一点，老人心脏功能衰退，血管弹性降低，突然转脖子会压迫颈动脉，影响脑供血，导致昏厥；记得低头弯腰要慢一些，低头弯腰过快或猛然抬头很容易导致体位性低血压，还容易闪腰；记得上下楼梯要慢一些，最好手扶栏杆，慢步而行，尽量别跨步，等双脚全部在一个台阶后，再走下一步，以减少关节的承重。

研究发现，人类寿命的长短与"生理磨损"的程度有关。国外人的"慢"，或许能够提醒我们，少一点急躁，多一点从容，走一走，停一停，看一看，想一想，放慢脚步等一等，生活或许别有韵味。许多百岁老人都能在生活中注重一个"慢"字，可以使老人减少压力，走得更远，寿命向前延伸，活得更长寿。

著名慢生活专家卡尔·霍诺认为，慢生活不是支持懒惰，放慢速度不是拖延时间，而是让人们在生活中找到平衡。我国90多岁的金庸先生，学识渊博，他也十分推崇"慢生活"。他说："人要善于有张有弛，武打小说看一会儿，就要吃饭，不能总是很紧张，要像《如歌行板》的韵律一样，有快有慢，这样对健康有好处。"我国著名养生专家洪昭光说，应该把生活慢下来，效率升上去，心态平下来，健康提上去，尝试把自己的生物钟"拨慢"，适时地"刹车"，是为了使自己的寿命走得更远。

70. 工作是延长寿命的秘诀

● **工作让人身体更加健康** 国外研究发现，外出工作的妇女要比家庭妇女发病率低。许多证据表明，不工作的人比有工作的人健康状况差。美国的一项调查发现：失业率每增加1%，死亡率就增加2%。这些无不说明，工作是有益于健康的。

我国著名医学家吴阶平，被奉为我国"医学界第一人"。他的养生高招是"忙"，他说人生难得老来忙，人老适当忙一点好。忙本身就可以帮助人们加强脑力活动。当然，他主张忙应该适当，要量力，忙不是累。他认为，工作对人的健康来说，是很好的事，人就怕体力上停下来，脑子不动也停下来，这样很快就会显出衰老迹象。吴阶平告诫退休的老人，要继续接触外界，联系社会，还要适当训练脑力，思考问题，这是保持健康的重要条件，切莫掉以轻心或抱着无所谓的态度。吴老每天5点半起床，午间小憩，晚上10点必就寝，生活极有规律，以保持"生物钟"的正常运行。吴老他享年94岁。

●**工作给人带来无穷乐趣**　发明家爱迪生（图70）有一句名言："作为一种医治忧伤的药物，工作胜过威士忌。"美国研究人员研究表明，工作最容易令人开心。因为工作的挑战性和成就感能给人带来无穷的乐趣。所以要想从根本上消除烦闷的情绪就必须从自己的工作着手，在其中倾注自己的热情、责任心与智慧，使之变成一种对自己充满挑战性与刺激性的活动。人需要通过从事自己所热爱的工作来发现、证明、创造自己，使之充分运用自己的心智，扩展自己的潜能，才能最有效地消除烦闷的情绪。

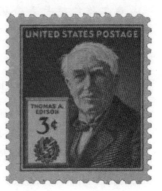

图70　作为一种医治忧伤的药物，工作胜过威士忌（爱迪生）（美国）

我国著名的"元老级"的社会学家、法学家、教育家雷洁琼，是位百岁老人，她是活跃在我国政治舞台上时间最长、年事最高的当代知识女性的杰出代表，集国家领导人、党派领袖、学者、社会活动家于一身。她的一生经历了许多风风雨雨，但她始终以工作为一生中最大的乐趣。这种健康的乐趣，也丰富、充实了雷老的生活内容。当她从国家领导人职务一线退下来以后，在身体力行的情况下，仍然积极参加一些会议，接见来自各方的友人。

雷洁琼90岁还曾出访过日本，那年她曾获得"最佳健康老人"奖。她的晚年仍保持多年养成的生活规律，每天早晨5点醒来，但并不立即起床，而是靠在枕上阅读文件、报刊，白天参加一些社会活动，参加会议和会见，都安排得满满的。在工作之余，仍在进行社会学、法学等领域问题的研究，并著书立说。中午适当休息，晚上9点入睡。她的脑子常年处于工作状态，身负重任促使她经常、勤奋地思考问题。她亲自准备发言稿，批阅文件，还要剪报、写笔记积累资料。她一辈子不吃补药，享年106岁。

● **工作能延长寿命秘诀** 美国心理学研究人员的一项研究发现，感到余生有事可做的老人，其死亡率比其他老人低一半。英国研究人员对伦敦百岁老人的研究发现，这些百岁老人大多数是一些普通员工，他们退休前都是工厂或单位的劳动模范，长期的劳动让他们养成了勤劳忙碌的性格。退休以后，他们也是退而不休找事做，保持一种充实而有规律的生活。

被美国克林顿总统授予"世纪员工"的亚瑟·温斯顿，他工作做到100岁，他认为，人应该尽可能保持活动。他说："像我这样年纪的老人大多数喜欢在一个地方一坐就是大半天。久而久之，人就会变得迟钝。这样你就完了。"他说："我延长寿命的秘诀就是工作，尽全力工作。"

71. 健康长寿从重视睡眠开始

睡眠是人对昼夜节律的一种生理适应，是正常的生理现象。睡眠约占人生的1/3过程。充足的睡眠时间是保证生理健康不可或缺的。只要少睡1小时，身体就会多支出100~200千卡的热量来维持人体功能。人的睡眠时间与健康长寿有着密切的关系（图71）。

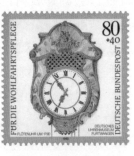

图71　人的睡眠时间与健康长寿有密切的关系（德国）

睡眠，是最好的节能，也是最好的储备与充电，更是消除疲劳、走出亚健康的养生第一良方。睡能养气还精，健脾益胃，坚骨强筋。成年人经过一夜6~7小时的酣睡，多数人醒来时会感到精神饱满，恢复体力，消除疲劳。睡眠时人体精气皆内守于五脏。五脏安舒，气血调和，体温、心率、血压下降，呼吸次数减少，内分泌功能减弱，从而使机体代谢率降低，体力得以恢复，活力得以保持充沛，长长久久。因此，睡眠质量的好坏影响老人的精气神和情绪状态。

睡眠能协调大脑皮质的功能，促进生长激素的释放，有利于各种活性酶的激活，并能保持和提高人体免疫力，增加淋巴细胞数量，增强白细胞的吞噬功能，使人体自身能抵御疾病的侵扰。因此，睡眠又是增强人体免疫力的良药，是抵抗疾病的第一道防线。

"吃人参不如睡五更"。养生之本在睡眠，健康的体魄来自睡眠。睡得快,睡得香,睡眠质量高是人体健康的重要标志之一。睡眠好的孩子个子长得快，睡眠好的女子容颜更美丽，睡眠好的老年人寿命更久长。一切都要从重视睡眠开始。

研究睡眠的专家认为，人的睡眠时间习惯性不足6小时的为"短睡"，9小时以上为"长睡"。多睡少睡都不利。据美国癌症协会调查表明：平均每天睡眠7.5小时的人寿命最长，长寿者睡眠更好。平均每天睡眠不足4小时的人，死亡率是前者的2倍；平均每天睡眠在10小时以上的人，百分之百短命，因心脏病死亡的比例高1倍，因中风而死亡的比例则高出35倍。

美国研究发现：每天睡7小时对心脏最好；每天睡5小时或更少的成年人，可能损伤血管，患血管硬化概率大，并加大了心脏负担，他们患心血管疾病的风险是每天7小时睡眠者的2.5~3倍。专家断言，超过7.5小时的睡眠纯粹是过量。每天睡9小时或更久的人，他们患心血管疾病的风险比每天睡7小时者高1.5倍。与经常享受良好睡眠的人相比，男性失眠症患者早亡危险更大。

当一个人该睡觉时不睡觉就是睡眠透支。每天睡眠时间减少1~2小时以内，属于轻度睡眠透支；减少2~3小时以内，属于中度睡眠透支；减少3~4小时，属于重度睡眠透支。有人认为平时睡眠透支，双休日、节假日狂睡补觉，弥补睡眠欠债，就能恢复体力，其实这是一个认识误区。因为睡眠透支所造成的对健康的损害是无法挽回的。所以，挤占睡眠等于剥夺健康。睡眠透支是一个相当危险的幕后杀手。据估算，每天睡眠不足5小时的人，其死亡率要比每天睡眠7小时的人高1.7倍。

英国研究人员发现，睡眠时间不足6小时者患代谢综合征的发病率提高了1倍。还发现，睡眠不足不仅令人身体疲惫，还容易发胖。志愿者每天只睡5小时，连续5天后体重增加1公斤。睡眠不足是要付出代价的，至少有4个弊病，即工作效率不高，容易发生工伤事故，增加糖尿病的风险和容易衰老。许多人都知道酗酒和嗜烟是在进行慢性自杀，但更多的人却不知道吃得过多和睡眠透支也是慢性自杀。根据医学专家估算，长期重度睡眠透支会使人的寿命缩短15年左右。年轻人频频熬夜，小心淋巴瘤找上你。

经过一夜酣睡，多数人醒来感到精神饱满，精力充沛。原因是睡眠时，人体精气神皆内守于五脏，五体安舒，气血和调，体温、心率、血压下降，呼吸及内分泌明显减少，从而使代谢率降低，体力得以恢复。大脑在睡眠中耗氧量最少，这有利于脑细胞的贮存、精力的恢复、脑力的提高，自然得享长寿。夜晚应在子时（23点~次日1点）以前上床，在子时进入最佳睡眠状态，最能养阴，睡眠效果更好。23点~2点是沉睡眠时间，是人体内细胞分裂与新生最活跃的时间，也是人体内分泌异常活跃的时期。如果这3个小时睡好了，第二天一定精神焕发。而午觉只需在午时（11点~13点）休息30分钟到1小时即可。此时不睡觉，细胞新陈代谢受到影响，人就会加速衰老。有研究表明，让那些每天睡眠不足7小时的人增加睡眠，这可能是预防肥胖的新途径。60岁以上老年人每天睡眠最好不少于6小时，随着年龄增大，睡眠时间应延长，具体以个人感觉精力充沛、舒适为度。

72. 懒惰可使人减寿

劳动是人类赖以生存的手段，是生活的需要，人的一生负有劳动使命。劳动是最平常的锻炼，也是古今养生的秘方，是一剂养生良药；劳动可以促进智力，有助延长寿命。国外研究人员研究结果表明，长期参加体力劳动，可延缓衰老，使人的心脑血管衰退过程推迟10~20年，可延长寿命5~10年。

汉代名医华佗（图72）认为，"动则谷气得消，血脉流通，病不得生。""人体当得劳动"。唐代名医孙思邈说过："养性之道，

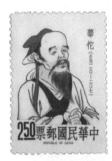

图72 汉代名医、外科鼻祖华佗（中国台湾）

常欲小劳。"宋代大文豪苏轼说："善养生者，使之能逸而能劳。"古人都认为，人应该适当劳动，但不要过于疲劳。北宋著名诗人欧阳修说，夏禹防洪治水，四处奔走，常年跋涉，劳碌于形，运动于身，而获得长寿；而孔子的学生颜回终日闭门不出，端坐读书，表面看来，安乐度日，结果还是短命折寿。

目前，全世界有五个地方被国际自然医学会认定为长寿之乡，其中我国就有2个。它们是中国广西巴马、中国新疆和田、巴基斯坦罕萨、格鲁吉亚外高加索地区和厄瓜多尔的比尔卡班巴（是"神圣山谷"的意思）。勤劳是这些老人长寿的重要原因之一。

巴马人非常勤劳，出门就爬坡，天天翻山坳。80%的百岁老人在百岁后仍从事家务劳动，40%的百岁老人还从事田间劳动，如插秧、割稻子、收玉米、砍柴。由于长年累月生活在山区，经常从事登山活动，所以延迟了衰老。很多百岁老人一生不辍劳动，不能做重体力劳动时，仍然力所能及地洗衣、做饭、拣柴火、带重孙。有位百岁老太太每天不辍劳作织布是她长寿秘诀之一。

和田的百岁老人生活在农村，都会参加各种劳动，许多人在百岁以后还干些力所能及的活。老人的生活十分规律，日出而作，日落而息，自然悠闲的生活习惯，使他们在精神上十分放松，而精神作用对寿命的影响很大。

罕萨人一直保持着与世无争、古朴的生活习惯。那儿六七十岁根本不能被称为老人，八九十岁仍可在地里劳作，百岁寿星每天仍坚持适度的体力劳动。这使他们拥有了一份平和自然的健康心态，为健康打下了坚实的基础。

外高加索地区的人们是日复一日、年复一年地参加劳动，即使百岁之后也没有停止过，长年的劳动强健了他们的体魄。

厄瓜多尔的比尔卡班巴，这里人日出而作，日落而息，八九十岁的老人就算"壮年"了，村里的人不分男女，一律参加劳动。他们一周劳动6天，许多百岁老人仍然坚持劳动。人们出来几乎都是徒步行走，走路走得多。

国际上公认基因遗传、地理与生活环境、社会背景、饮食习惯是长寿的四大关键因素。值得一提的是，五大长寿之乡的居民都身体力行着现代人最难实行的长寿原则：劳动一生。对长寿来说，关键在于"动"，而不在于"养"。做做力所能及的家务，也不要长时间"宅"在家里。现代人追求尽兴、刺激，缺少劳动意识，快速的社会节奏又常常使人处于紧张状态，这些对长寿来说都是背道而驰的。

上海的研究人员研究结果显示，在154名百岁长寿老人中，有64.3%很爱劳动。研究人员总结出，劳动可强筋骨，活血脉，降血脂，防感冒，助消化，耳聪目明，睡得香。著名德国医生戈费良说过，"世界上没有一个懒人可以长寿！"懒惰人脑子慢了，四肢懈了，内脏老了，病全来了，懒惰可让人少活10年。

73. 从"烟酒不分家"说起

● **烟酒为啥不分家**　常言道"烟酒不分家"，人饮酒时更易抽烟，抽烟时也更想喝酒。一边抽烟，一边喝酒（图73），烟酒不分家！似乎真潇洒、真开心，是"人生的一乐"！"烟酒不分家"其原因何在？

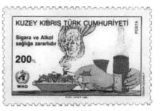

图73　人饮酒时更易抽烟，抽烟时也更想喝酒（塞浦路斯）

美国研究人员近日揭开了烟酒相伴的科学真相。他们发现，压力激素与大脑快感中枢是"烟酒不分家"的关键。酒精可提高大脑快感中枢的多巴胺水平，增加愉快感；而尼古丁会降低大脑对酒精的反应能力，并提高人体内压力激素水平，即想要达到同样的兴奋度，就必须加大饮酒量。虽然尼古丁只留在体内约90分钟，但其对大脑反应酒精能力的影响却会持续很久。研究人员表示，此研究可用于控制年轻人因吸烟导致的酗酒问题。

　　"烟酒不分家"，这一说法是极其有害的。我们知道，酒精是一种有机溶剂，烟中的有毒化合物则溶解于酒精中，很容易通过黏膜吸收进入血液，而导致癌症的发生率增加。犹如风助火势，火借风威，"雪上加霜"。烟酒混食加速尼古丁的吸收而扩散全身，以致发挥更大的毒性作用。再加上酒中醇类和醛类的刺激，极易诱发癌细胞。

　　研究发现，一个吸烟很重的饮酒适度的人，患癌症的机会为烟酒都很适度的人的5倍。一个吸烟适度但饮酒过多的人，患癌的机会则高出18倍。烟酒两者都很重的人，患癌的危险性则高达44倍。如果每天吸1包烟，1年就相当于吸收了1杯焦油。如果这一恶习持续20年，则相当于吸入了6千克尘埃。如果在烟龄达到20年前戒烟，就有助降低患癌风险。可一旦烟龄超过20年，由于多年积累的细胞和分子损害过于严重，患癌概率会明显高于不吸烟者。如果一边抽烟，一边喝酒其后果真是不堪设想啊！

　　●抽"起床烟"增加患癌症风险　有些烟民早晨睡醒后喜欢抽一支，烟瘾大的恨不得牙都不刷赶紧先点上一支。美国一项最新调查发现，这种"起床烟"会显著增加患肺癌、口腔癌、头颈部癌症的风险。即使要吸烟，也最好要等起床后半小时之后再吸。因为睡醒后第一时间吸烟的烟民，其血液中致癌物NNAL（它是烟草特有致癌原亚硝胺的代谢产物）水平也较高，这可能是一醒来就吸烟的人吸入烟气更猛烈、更深入，从而导致他们血液中的NNAL水平更高。因此，早上吸第一支烟的时间或许可以作为鉴别肺癌高风险烟民的重要因素，从而更有针对性地进行戒烟干预。研究发现，起床后半小时内开始吸烟的烟民患头颈部癌症的概率比起床至少1小时后才开始吸烟的烟民足足高出6成；而患肺癌的概率更是高出8成。起床后半小时至1小时内吸烟的烟民患上述癌症的危险也明显高于较晚吸烟的烟民。

●"饭后一支烟，赛过活神仙"对不对　常言道："饭后一支烟，赛过活神仙"，饭后吸烟是否有害健康？

饭后吸烟，尼古丁迅速地被吸收到血液，使人处于兴奋状态，脑袋飘飘然，也即出现"神仙"一样的感觉。实际上，饭后吸烟，比平常的毒害更大，烟中的有害成分进入人体为平时的10倍以上。这是因为人进食后，消化系统立刻全面运动起来，人体胃肠蠕动十分频繁，血液循环加快，全身毛孔也都张开。这时吸烟，肺部和全身组织吸收烟雾的力度加强，烟雾中有害物质会强烈刺激呼吸道和消化道。另外，饭后吸烟会使人体的蛋白质和重碳酸盐的基础分泌受到抑制，妨碍食物消化，影响营养吸收。同时，还给胃及十二指肠造成直接损害，使胃肠功能紊乱、胆汁分泌增加，容易引起腹部疼痛等症状。而且身体在对食物积极消化、吸收的同时，对卷烟烟雾的吸收能力也增强，吸进的有害物质也会增加。所以，应该这样说：饭后吸烟，祸害无边。

●经常熬夜吸烟诱发肠病　一项针对国内多个大城市开展的流行病学调查显示，上海市民中炎症性肠病的发病率位列各大城市之首。其中，经常熬夜、吸烟、长期疲劳，西方化的饮食，冰箱的普及使用，经常喝可乐、吃巧克力等生活细节，都是可能诱发炎症性肠病的主要原因。

● **如厕吸烟是陋习**　不少人在厕所大小便时有吸烟的习惯，认为这样做可以消除异味，或者是为了让人闻不到异味，其实这样做会使人毒上加毒。厕所里有多种污染气体，氨的浓度比较高，一般居家厕所空间较小，氧气含量较少，厕所内较潮湿而又有便后的残余，所以是细菌繁殖滋生的场所。香烟的烟雾含多种有害物质，在低氧环境中烟草能产生更多的二氧化硫和一氧化碳。这样众多的毒气和细菌很容易被吸进肺里。长此以往，可导致呼吸道和神经系统疾病。

74."老烟枪"告别"小白棍"

上海市116名百岁寿星不吸烟者占90.4%。许多百岁老人一生不碰香烟。谚语说得好，"不染烟和酒，活到九十九"。

众所周知，吸烟有害健康。全世界最不好的习惯是吸烟。美国生活网载文总结出折寿的10个坏习惯，其中第一位是吸烟。荷兰研究人员研究发现，吸烟习惯导致荷兰女烟民平均寿命减少11年，而男烟民则仅减少3年。英国一项为期50年的研究发现，70岁后继续吸烟会导致寿命减少4年；在60岁时彻底戒烟可延长寿命3年；在50岁时彻底戒烟可延长寿命6年；在40岁时彻底戒烟可延长寿命9年；在30岁时彻底戒烟可延长寿命10年。加拿大的专家说，吸烟者一旦不吸烟了，心脏病和脑卒中的风险开始下降，15年后，你的风险几乎与不吸烟者一样低了。

现在开始戒烟，为时未晚。"老烟枪"说，戒烟没有年龄大小之分，为了自己和身边人的健康，只要有点决心，什么时候开始戒烟都不算晚！

英国研究人员研究发现，女性40岁前戒烟，可使寿命延长9年。研究人员指出，不论男女，只要在中年前戒烟，平均寿命都可增加近10年。但是，这并不代表可以拖到40岁才戒烟。美国研究发现，50年的控烟努力已为800万美国戒烟者延长了约20年的寿命。

北京有位103岁老寿星薛淑珍，她以前曾经是个"老烟枪"，从30岁起吸烟，60岁时还烟不离手。20世纪70年代，儿子家买了一台黑白电视，老人没事就爱看。有一次，电视里播放尼古丁毒死小白鼠的节目，老人看后跟家人说，"这抽烟就跟自杀一样，我可得健健康康地活着，得看着孙子结婚，这烟以后不抽了！"此后老人再也没碰过烟，还真是把烟彻底戒掉了。她是一位60岁戒烟的百岁老太。

哈尔滨市有位102岁的王桂珍，她是社区有名的健康老人。她年轻时有吸烟的习惯，在过了90岁的时候，有一次，孩子带她检查身体，医生劝老人戒烟。别人都以为她这么大年纪戒烟不易，不想因为这件事情再影响老人的身体。可没想到，老人回到家之后就主动提出要戒烟，而且说戒就戒，先后一共用了也不到一周的时间，全家人都挺佩服她的毅力（图74）。这是一位90岁戒烟的长寿老人。

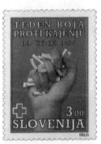

图74　主动戒烟，说戒就戒（斯洛文尼亚）

英国有一个百岁老太告别香烟的故事。家住英国克罗伊登市的兰利从1914年一战爆发后便开始了超长吸烟生涯，时年7岁。每天5支烟的生活习惯伴随这名102岁的老太走过了96个春秋。"许多人在战争年代吸烟，香烟可以帮助人们保持镇静。"兰利说，"那时我住在比金希尔附近，常能听到德军轰炸机的轰鸣声。"尽管英国政府近年颁布了在公共场所吸烟的禁令，但是兰利毫无戒烟之意。就在2007年100岁的生日庆祝会上，她还用生日蜡烛点燃香烟的特别方式为自己庆祝生日。据估算，兰利吸掉的香烟总数超过17万支。兰利的丈夫罗伯特于1968年去世，他们的儿子也在4年前72岁时过世。现在，她终于决定与香烟"老友"说再见。原因十分简单——她"不再爱好吸烟"。她承认吸烟是一个坏习惯。她说，"我把它（香烟）放入嘴里，然后开始浪费金钱。"

同样，英国还有一个102岁老太告别香烟的故事。2013年媒体报道，英国老妇克拉拉·考威尔刚刚度过102岁的生日，她已经抽了将近6万支香烟，近日她最终听从了家人的建议决定戒烟。

75."酒仙"只品酒　嗜酒会上瘾

家住北京朝阳区的107岁的"酒仙"秦含章，他学识渊博，造诣甚深，精通5国语言，曾任复旦大学、南京大学教授，是我国白酒专业协会名誉会长，业界称其为"酒界泰斗"。80岁时，他完成了85万字的《新编酒经》，该书被业界誉为关于中国酒文化的第一书。这位"酒仙"善于品酒，但他不饮酒，从不酗酒。有很好的健康生活习惯，坚持"脚动"，每晨两手抱头，脚蹬自行车；"手动"，每天练书法半小时；"脑动"，一般都是写有关健康和品酒的七言古诗；"动口"，就是与人聊聊天，抒发自己的情怀，排除孤独与寂寞。秦老说，这"四动"能加快自己体内气血流动，促进新陈代谢，有益健康与长寿。

下面讲讲几位百岁老人，每天无酒不欢的小故事。

家住哈尔滨市某社区的刘春华老太太，1911年出生在山东省阳谷县，如今已经103岁了。2013年9月，老人开始喝啤酒。她听广播里说，北京有个百岁老太太天天半夜起来喝白酒。刘春华老太太说白酒太辣，喝点啤酒吧，直到现在，每天都能喝一罐。现在老太太喜爱与儿子一起住。老人生活很有规律，早上吃牛奶、鸡蛋和包子；中午喝"三红粥"补气，就是红小豆、红皮花生米和枸杞子熬的粥；晚上喝"三黑粥"健脾胃，就是喝用黑米、黑芝麻和黑小豆熬成的粥。她这一辈子就心态好，想得开，也许这就是她的养生之道。

在广西博白县某村，有一位名叫包明清的百岁老太太，她养生益寿的方法与众不同，那就是每天都要喝上1斤多自制糯米酒，早、中、晚三餐不少，否则全身都觉得不舒服。下酒菜很简单，如酸姜、豆角、辣椒之类食物。老人的这一习惯，至今已经保持60多年了，不得不让人叹为惊奇。老人喝酒的嗜好是在艰难的生活中慢慢养成的。包明清一生坎坷不平，在出生40天后就被母亲狠心抛弃，幸亏被一户李姓人家抱养。1925年，她与李家儿子成亲，婚后生育4个孩子，以后她丈夫却撒手人间。从此，包明清独自持家，拉扯孩子，倍感艰辛，也倍觉孤独，于是时不时就喝些自制的糯米酒，一来以酒解乏，二来借酒消除心中的思念之苦。当初，她每次只喝一小杯，酒量并不大，但这样长年累月地喝下去，她的酒量也就不知不觉大起来，现在一日三餐，每餐三四两酒。心情好时，她就喝少一点，心情不好时，她就喝多点。每天基本上都是一斤多点。糯米酒具有行气、行神、驱寒、壮筋骨等诸多功能。看来，包明清能活到100多岁，与其经常喝糯米酒确实有着千丝万缕的关系。

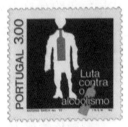

图75　老太每天必喝酒，一次二三两，一天要喝1斤多(葡萄牙)

在安徽淮北市的某村，有一位名叫李修英的百岁老太。虽然年已过百，但是老太每天必喝酒，一次二三两，不得劲就喝点，一天要喝1斤多(图75)。她说："我从小就喝酒，到现在都喝了100年了。"

老太说:"我喝酒的习惯来自我的父亲,我父亲有3个闺女没有儿子,我小的时候就陪他喝酒,他喝一点我就喝一点,后来结了婚也没有改回来。""以前一口就喝半斤,现在不那么喝了,小孩不让我喝多。"她那79岁的儿子说,老太一直勤劳,现在还能下地种菜,一辈子没生过大病。从她记事起,老太就几乎天天喝酒,有酒就多喝,没酒就少喝,没见老太喝醉过。这位103岁的老太,真是每天无酒不欢呀!

每人每天饮酒不要超过50克,否则对身体健康极为不利。饮酒不贪杯,有度才长寿。我国百岁老人绝大多数是滴酒不沾的。每天要喝酒,这是一种病——酒精依赖症,百岁老人有酒精依赖症的是个例,不能因为有这种个例,就找借口天天畅饮,无酒不欢。最新研究结果告诉我们:喝酒越少对心脏越好。

76. 酗酒者可使人大大减寿

前不久,世界卫生组织发布了《2014年酒精与健康全球状况报告》(以下简称为《报告》)。《报告》显示,2012年全球因有害使用酒精造成330万人死亡,超过艾滋病、肺结核、暴力事件死亡人数的总和,占全世界死亡总数的5.9%。据估算,平均每10秒钟就有1人因饮酒死亡。世界卫生组织的数据表明,中国每年约有11万人死于酒精中毒。德国研究人员研究结果显示,酗酒者可能会减寿20年。许多球星、公众人物都因长期酗酒不幸英年早逝。一次大量酗酒后可出现肝功能异常等,其危害不亚于一次轻型肝炎。而许多百岁寿星的长寿秘诀是"不喝酒"。

酒精依赖成为一种新型精神疾病。酒精与尼古丁成瘾为同一基因所致,烟酒里有同一个"谋杀者"——乙醛,烟酒危害甚于摇头丸。有资料表明，有6.8%的中国男性嗜酒，女性为0.23%。一旦上瘾，对酒精的依赖通常终身难以戒除。而且父母酗酒的恶习会遗传给下一代，故请酗酒父母要三思。

酒进入人体后大部分很快在胃肠内被吸收，90%以上在肝脏代谢。大量的临床试验证实：酒精中的乙醇对肝脏的伤害是最直接，也是最大的，可引起酒精肝、酒精性脂肪肝，并发展为酒精性肝硬化。女性嗜酒更易伤肝。目前酒精性肝病已经成为我国第二大肝病。虽然早期干预可减少酒精所致损害，但是，"酒鬼"很少会接受健康教育。

酒是脂肪肝的"祸首"，长期饮酒会导致酒精中毒，致使肝内脂肪氧化减少，慢性嗜酒者近60%发生脂肪肝，两到三成最终将发展为肝硬化，肝脏硬得像一块石头，从而威胁到生命。大量饮酒会对身体造成很大危害，特别是对消化道、肝脏的损伤尤为严重。乙型肝炎和酒精联合作用对肝脏来说是一个双重的打击。不论是白酒、葡萄酒、啤酒或其他任何含酒精的饮料，如总量过大对肝脏都有危害。

借酒浇愁愁更愁。长期过量饮酒，不仅会伤肝，还会损害股骨头，致股骨头无菌性坏死，疼痛难忍，且上下楼梯、走路都不方便。长期大量饮酒不仅会导致高血压的发病率增高，并使血液中胆固醇及甘油三酯明显上升；与不饮酒者相比，具有显著的统计学差异。长期大量饮酒还可导致酒精性心肌病，其唯一有效的治疗方法是患者戒酒二三年，并服用一些营养药。

国内研究人员研究结果表明，饮酒量越多，饮酒时间越长，对神经、消化、心血管、生殖系统的损害就越大。特别是长期酗酒，极易损害脑部海马回、杏仁核、丘脑、额叶和颞叶等部位。这些部位与人的记忆、认知、判断等智能活动密切相关（图76），从而导致识别功能障碍。而且酒精损伤大脑，女性甚于男性，女性酗酒易变"痴呆"，易变早衰。

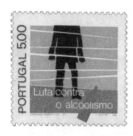

图76 饮酒量越多，时间越长，对人体的损害就越大（葡萄牙）

酒精与多种癌症密切相关。全球所有癌症病例的3.6%，癌症死亡的3.5%与饮酒有关。已经确定过量饮酒可导致口腔癌、咽癌、食道癌、结肠癌、直肠癌、肝癌、肺癌、喉癌和乳腺癌。饮酒导致60%以上男性易得上消化道癌，约60%女性易得乳腺癌。世界卫生组织的一份研究报告指出，酒精可能在促癌方面起到了一定的作用。酗酒伤元气，元气不能补，只能存。经常醉酒会使免疫功能下降。

世界卫生组织纠正了"适量饮酒有益健康"的流行说法，酒不是合理膳食的组成部分，不能通过饮酒来维持健康，不含酒精的饮料对健康更有利。专家也质疑红葡萄酒延寿一说。

77. 和谐性爱养颜延寿

纵观世界上的长寿老人，大多有着多年的正常夫妻生活，甚至不少夫妻共度百岁晚年。老年男女在自然终结任何性行为后，男性平均10年、女性平均13年后生命便告结束了。故有配偶的老年人比无配偶者更长寿，其中性生活和谐的又比无性生活或性生活不和谐的更长寿。

● **和谐性爱养颜延寿** 和谐的性生活可以使人精神焕发，显得格外年轻。首先，因为当男女双方准备进行性接触时，大多都处于愉快的情绪状态之中，在这种情绪的驱动下，女性会注意化妆，男性会把胡子刮干净，这些修饰自然会使人显得更年轻。其次，人们在做爱之前都要进行爱抚。人的皮肤也在新陈代谢，经常进行刺激，可以阻止皮肤老化。再有，那种与自己心爱的人共享性体验的愉悦心情，对人体的自主神经系统会产生刺激，促使性激素分泌旺盛。性激素分泌增多后，女性的皮肤会变得更白皙细致，大多数女性的指甲还会变得有光泽有弹性，头发柔软光亮，甚至连脸上的"痘痘"也会消失。

●**男女性爱也能添寿**　美国研究人员的一项调查显示，美国男性的性生活活跃年龄平均持续到65岁，女性为60岁。75岁以上的老年男性，有38.9%的人仍然性欲旺盛，而同年龄段女性为16.8%。我国的性医学研究人员表示，在性爱持续时间这个问题上，西方人和东方人没有差异。并认为，老年男性的性欲要比老年女性高得多。这是由于女性在闭经后，卵巢功能、雌激素水平都在下降，性欲势必也会减弱。而且年龄越大，女性的阴道分泌物越少，阴道越干涩，引起的性交困难也易导致性欲降低。故老年人若要保持长期的性活跃，就要保持稳定的性生活频率，一月2~3次为宜。

●**真爱是健康长寿良药**　研究证明，人在精神愉快的时候，体内可分泌出一些有益健康的激素、酶和乙酰胆碱，能使血液的流量、神经细胞的兴奋性调节到最佳状态。人在爱着和被爱时，体内免疫功能最重要的T细胞处于最佳、最兴奋、最健康活泼的状态，可以提高全身的免疫功能，也有助于调动身体内在的积极因素，抗御疾病的发生和发展，延长人的寿命。所以，恩爱的伴侣和美满的家庭无疑给人们的健康长寿奠定了基石。可见美满的婚姻和性生活的确是人们健康长寿的一剂良药（图77）。

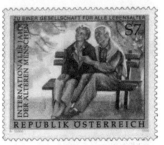

图77　美满的婚姻和性生活是人们健康长寿的一剂良药（奥地利）。

国内外学者研究公认，独身影响寿命。单身比婚配者、丧偶比白头偕老者、离婚比不离婚者死亡率高，而男性比女性尤为明显。已婚的人平均要比单身的人多活5年。专家奉劝丧妻再娶，丧夫再嫁，重组一个家，使爱情得以延续与发展，有利于身心健康，有助长寿。上年纪的夫妻，应经常互相交谈、爱抚和接吻，性亲密让老人快乐，拥抱让亲情更融洽，也能获得充分的性满足。

●**性生活对寿星的健康效应**　法国著名作家巴尔扎克说得好："爱情是不分年龄的。"年龄也不应成为性生活的障碍。古今中外有不少例子表明老年夫妻保持适度性生活，对健康大有裨益，有利于延年益寿。查理·卓别林在73岁时还生下了他最小的孩子。医圣张仲景84岁担任东汉长沙太守时与末房妇人生下一男孩。个别男性到90岁以上，尚有精子生存。美国科学家研究发现，性生活和谐的夫妇，直到临终前都保持着良好的性欲望。国内研究人员研究也证明：性能力强的人更长寿。可见，性功能的强弱，是身体健康、寿命长短的晴雨表。

78. 要健康安全地使用手机

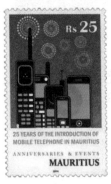

图78　不少时尚的老
人也都使用了手机
（毛里求斯）

●**手机是影响睡眠的新因素**　我国有1.6亿的手机拥有者，手机不再是年轻人时兴的通讯用品，不少时尚的老人也开始使用手机（图78）。据调查，有6成人在睡前玩手机、平板电脑，很多人超过1个小时，睡前玩手机正成为影响许多人睡眠的新因素。到了睡觉时间，却躺在床上拿着手机刷屏，很多人的睡眠都被手机偷走了。长期如此，就打乱了睡眠规律，剥夺了正常睡眠。专家建议，

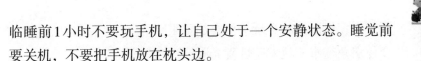

临睡前1小时不要玩手机，让自己处于一个安静状态。睡觉前要关机，不要把手机放在枕头边。

●**手机依赖即"上瘾"** 据调查上海市民中，77.3%的人使用手机上网，市民日均上网3小时，其中通过手机和平板电脑上网1.8小时，占全部上网时间的6成。许多人出门忘带手机便"惴惴不安"；一段时间手机铃声没响，就感到异常失落；刷微信、玩游戏是睡觉前的必修课；公车上、饭局上、朋友聚会上，总是低头玩手机……有超过9成的人离不开手机。过度依赖智能手机容易让人们失去思考动力和能力，人会郁闷。过度依赖手机的结果就是会令右脑退化，出现痴呆症状，严重者可出现记忆力、专注力下降，可能连自己的电话号码都记不住，称为"数码痴呆症"。

●**打手机使人血压升高** 研究发现，用手机打电话可使人的收缩压和舒张压都升高，收缩压平均升高8毫米汞柱，舒张压平均升高5毫米汞柱。为此，建议人们，平时测量血压时应关闭手机。

●**手机影响男性生育能力** 为了携带方便，一般男士把手机放在裤兜里。研究发现，由于手机发出的射频电磁辐射可能对男士的精子质量产生负面影响，对男性生育能力可产生不利的影响。英国研究人员研究发现，手机的使用与男性勃起功能障碍有一定联系，每日使用手机超过4小时的男性比少于2小时的更容易患阳痿。

●**长期用手机引发白内障** 研究发现，手机发出的微波辐射可以对眼组织产生影响，使之出现白内障先兆，同时还会干扰眼睛的聚焦能力，长期使用手机可以引发包括白内障在内的永久性眼部损伤。使用手机时，尽量保持40厘米的距离。

●**摸黑玩手机小心青光眼** 现在很多人可以说是"手机控"，每天机不离手，甚至临睡前熄了灯还要玩一会儿手机才能入睡。

眼科专家提醒黑暗中玩手机会加重眼睛的负担，瞳孔自然放大，会使房角变窄，诱发急性青光眼，近视加深。

●**手机致癌嫌疑大** 世界卫生组织下属的国际癌症研究机构将手机定义为"可能致癌物"，称其与神经胶质瘤（一种脑瘤）有关联。手机在贴近耳朵使用时，所产生的外加电磁场或对人的脑电流产生干扰和影响。常玩手机会增加患脑癌的风险。如果在乘电梯、地铁内打电话，手机的电磁辐射要增加6倍。所以，尽量不要在乘坐地铁、电梯时接打手机。

●**开车时打手机危险大** 研究证实，开车时用手机通话，驾驶员开车事故率是平时的20倍。刷12秒微博等于"盲驾"216米。驾驶员开车时拨手机的那一刻正是他处境最危险的时候，因此时驾驶员的视线不能完全集中在路面上，手持方向盘的力度相对减少，注意力也分散，可以造成追尾、撞人、闯红灯等事故。因此，"开车玩手机入刑"的提议已引发关注。

●**健康安全使用手机要领** 谨慎使用、防患于未然是明智之举。开车时不要打手机，不玩命；孕妇、儿童不宜使用手机；劣质手机用不得；手机莫挂在胸前；男士不要把手机放在裤兜里；莫把时间都交给手机，成为"上瘾者"；手机接通5秒后再凑近耳边；尽量减少每次通话时间；信号不好时不用手机；睡前关机，莫放枕边，将手机放在离自己1~2米远的地方；手机充电要远离；注意保护视力；手机藏菌惊人；医护人员要警惕手机可成为院内感染源；要常用酒精棉球对手机表面进行消毒，使用手机者要经常洗手。

79. 益寿养生当以食为主

养生之"养"的繁体字为"養"，意即益寿养生当以食为主。

中医称脾胃为"后天之本"，要使老年人身体健壮、抗病延年，首先要保养好自己的脾胃。人到老年，消化功能减退，心血管和其他系统及器官也发生一系列变化。调查显示有半数老人存在营养不良。为此，加强老年人的合理营养、平衡膳食尤为重要，家里的亲人应多加注意。具体地说，要遵照十个"一点"的原则来加强老年人的饮食养生。

● **数量要少一点**　益寿须饮食有节，多寿只缘餐饭少。民谚说得好："少吃一口，多活一岁。"饱食对老年人健康有损，易丧失晚年记忆力，而适当地减少总热量的供给，"七八分饱人不老"，可使老年人脾胃功能长久保持良好状态，从而使各系统器官，特别是内分泌、心脏、大脑神经等重要器官保持年轻化。老年人的饮食数量应比成年人减少10%~15%，但不能超过20%。减少的部分是主食。盲目节食求瘦不可取。

● **蔬菜要多一点**　世界上长寿老人饮食一大特点是"素多荤少"、"少肉多菜型"。蔬菜，特别是深色蔬菜，如绿叶蔬菜、红色蔬菜和紫红色的蔬菜，是老年人健康长寿的朋友。它们不仅可以提供丰富的维生素C，还含有老年人需要的"膳食纤维"，有抑制淀粉酶的作用，可控制血糖上升的幅度；还可促进肠蠕动，防止便秘；可吸附胆固醇，抑制其吸收并加速其排出，从而降低血脂等。老年人每天都应该吃到500克左右的蔬菜。蔬菜吃得少，用水果代替蔬菜或是蔬菜榨汁吃，都是吃蔬菜的误区。

● **质量要好一点**　老年人体内代谢过程以分解代谢为主，所以需要较多的蛋白质来补偿组织蛋白的消耗。同时，蛋白质不足还是发生脑卒中的重要因素。因此，老年人应满足蛋白质特别是优质蛋白的供应。优质蛋白质主要来自动物性食物，尤以鱼类、蛋类、牛奶为佳。大豆中的蛋白质也属于优质蛋白，老年人常吃些大豆制品很有益处。虽然豆、肉类不必天天吃、顿顿吃，但要经常吃，每餐50~100克即可。

●**菜要清淡一点** "盐多必失"。由于盐摄入越多，体内滞留的水分也就越多，而不能及时排出体外，造成血容量大幅增加；血管壁对钠的敏感性增加可导致痉挛收缩，使血管承受压力加大，血管的阻力也加大，就会造成血压的升高。如果长期过量摄入食盐，很容易诱发高血压、糖尿病、冠心病、胃溃疡、骨质疏松等疾病。世界卫生组织已将每天食盐摄入量由6克改为5克。盐吃多了会让降压药的药效打折扣，而限盐则能提高药物降压的效果。许多专家指出，最廉价的降压方法就是减盐。老年人不适宜常吃咸蛋、乳腐、榨菜、咸菜等含盐分高的小菜。

●**品种要杂一点** 营养平衡是新陈代谢的基础。国人最缺奶类、豆制品、粗粮和水产品。老年人要保持身体健康，必须供给齐全的营养素，做到饮食要多样化（图79）。主食每顿都要吃，蛋、奶要天天吃，豆、肉要经常吃，蔬菜要多吃，水果适量吃，坚果限量吃（如核桃一天吃1~2个即可）。饮食品种应该越全越杂越好，最好一天之内吃过的主副食品品种在20~30种。可以常吃四喜烤麸、罗宋汤、汤三鲜、馄饨、饺子（三成肉七成菜的馅最鲜美）、八宝粥等饭菜，有助营养均衡。适当吃一点粗粮，粗粮含有"膳食纤维"，被称为"第七营养素"。如果吃得太精细，小心糖尿病来找你。为此，老年人应纠正偏食、挑食的不良习惯。

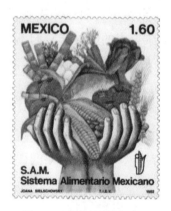

图79 只有做到饮食的多样化，才能获得齐全的营养素（墨西哥）

●**饭菜要香一点** 老年人的味觉减退，吃东西常感到没滋味，食欲普遍较差。但是，人的五官是相通的，可以用嗅觉来弥补味觉上的缺失。闻着香喷喷的饭菜，老年人一定能胃口大开。所以，老年人的饭菜应该尽量做得香一些，适当地往菜里多加些葱、姜调料，而绝对不是要口味重、味精多、浓油赤酱。究竟加哪些调料，要根据老年人的口味习惯，喜欢什么加什么。

●**饭菜要烂一点**　大多数老年人牙齿有脱落或松动，咀嚼功能减退，胃的功能也退化，脾胃喜暖恶寒，只能更多地借助外力，经过加工，使食物温熟软烂，有利于其消磨运转，供给身体更多的营养。但也不可过度，适当进食软硬适中的食物，锻炼口腔和胃的功能，使其不致过度退化，有助于维持较好的消化能力。粗粮含膳食纤维多，对老年人健康有利，但要粗粮细作以便容易被老年人消化吸收。

●**饭菜要热一点**　生冷食物多性寒，过冷食物则会引起胃黏膜收缩、胃液分泌减少，会影响脾胃消化吸收，甚至造成损伤，导致消化不良、腹泻等症状。老年人特别对寒冷的忍受力显著减弱，冷饭冷菜可致胃内温度突然下降，胃壁血管收缩，供血减少，对消化功能和健康十分不利。因此，老年人的饭菜应稍热一点，温热的食物最养生，在严寒的冬季里更应注意。

●**饭食要稀一点**　除了中午吃饭以外，也可晚上熬点粥给老人吃。中医学认为，喝粥能滋生津液、培养胃气、助消化，粥油(米粥浮于锅面上的浓稠液体)赛过参汤,常喝粥油益肾精。粥有十利：资益身躯，颜容丰盛；补益衰弱，增长力气；补养元气，益寿延年；清净柔软，食则安乐；气无凝滞，辞辨清扬；滋润喉舌，论议无碍；温暖脾胃，缩食消化；调和通利，风气消除；适充口腹，饥馁顿除；喉舌沾润，干渴随消。因此，粥是天下第一补。

●**吃得要慢一点**　咀嚼是人类生存的基础，必须更加重视它。先从减慢吃饭速度开始。吃得慢一点是一种生活态度，要用15~20分钟吃早餐，中餐、晚餐则用半小时左右。吃得慢一点能让人们在快节奏的生活中找到乐趣。专家认为，吃得慢一点的好处是有利于消化、减肥、降低餐后血糖，缓解紧张、焦虑等情绪。细嚼慢咽可以使食物消化得更好，也容易产生饱腹感，并能减轻胃肠的负担，这是老年人养阴摄生的措施之一。

80. 老人营养不良成全球问题

● **老人营养不良是个全球性问题**　营养不良过去是指营养不足或缺乏，但现代意义的营养不良概念中还包括营养过剩。营养不足或缺乏可以引起营养缺乏病，营养过剩可引起各种富裕性疾病，对机体健康都是十分有害的，都是健康的一种隐患，无形中将一个人宝贵的生命缩短几年，甚至十几年。目前，有不少人同时存在着某些营养素过剩，另有一些营养素缺乏的现象。所以，为防止营养不良，应提倡平衡膳食，认识平衡膳食的重要性（图80）。美国研究人员2013年公布的一项调查结果显示，全球38%的社区老人有营养不良症状。日本是举世公认的长寿国，但2005年日本研究人员调查显示，平均3个日本老人中就有1人营养不良。法国研究人员调查显示，仅仅缺乏营养的法国老人就占了14%。而营养不足的一个严重后果就是大脑缺乏微量元素，导致抑郁症等疾病。中国的状况也不容乐观。北京的研究人员指出，在门诊中约有30%的老人有营养不良的表现。

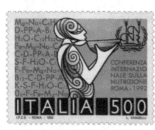

图80　提倡平衡膳食，认识平衡膳食的重要性（意大利）

● **中国老人的两大营养问题**　一是由于大量食用精米精面、高脂、高蛋白和高热量食物，饭桌上荤菜占了七八成，膳食结

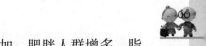

构里脂肪、蛋白质、热量的摄入大大增加，肥胖人群增多，脂肪肝、高血压、糖尿病等慢性病人群显著增多，许多人对洋快餐的热度依然不减。减肥成了时尚话题。北京的研究人员调查发现，北京的老人平均每天只吃250~300克蔬菜，离中国营养学会推荐的400~500克标准有一定距离。而且，很多老人都不知道深绿色蔬菜的维生素K、钙和维生素B2含量比浅色蔬菜高很多倍。二是多种微量元素摄入不足，最严重的依然是缺钙。调查显示，有的老人长期素食，老人们的锌、维生素A、维生素C、维生素B2摄入量也都偏低。另外，很多老人罹患大肠癌、子宫癌、前列腺癌、乳腺癌等疾病，都与营养过剩有直接关系。

●老人营养不良有三大原因　一是老年人摄入少、吸收差，加剧营养不良。有一位80多岁的老人，由于牙齿脱落无法咀嚼，长期每餐只吃一碗蛋羹，认为鸡蛋有营养，吃鸡蛋就够了。结果后来身体不适被送到医院，经检查发现不仅存在营养不良，还出现了酮症酸中毒。而糖尿病患者又忌口太多，这也不能吃，那也吃不多，也很容易营养不良。再由于老年人味蕾功能减弱，老人容易在做菜时加更多的油、盐等调料。二是错误的饮食观念。有人认为，现在年纪大了，抵抗力也大不如前，多吃一点肉、蛋等有营养的食物，对身体有好处。还有人认为，肉皮和肥肉弃之可惜，却不知其中脂肪和胆固醇含量极高。有人把"有钱难买老来瘦"看成是"越瘦越好"。三是行动不便让老人忽视营养。有的老人为了图方便，除了早餐，一日两餐经常用白菜饺子来打发。还有些独居老人往往经常吃同样的菜。长期吃单调的饮食常会导致营养失衡。长时间蛋白质不足，肌肉组织就会老化、萎缩，会造成少肌症，经常感觉疲劳、乏力，其带动和缓冲的能力变差，老人就更容易跌倒后骨折了。

在60岁以上老人中，30%有中度至重度少肌症，女性患者比男性多。80岁以上女性，超过一半有这个病症。补充足够蛋白质是预防营养不良、增强肌肉活力的有效方法。此外，适量锻炼也有助于强化肌肉活力。如果把人体比作一棵树，食物就是不可或缺的养分。只有养分充足，人体各项功能才可以良好运转。我们应该向老年人普及营养知识。营养学家要求我们老年人每天要吃够20种食物，真正做到食物多样化。微量元素主要是通过饮食补充，老年人能做到饮食多样化，不偏食不挑食。必要时适当吃一点"善存"（老人配方，每一粒均含有30种维生素和矿物质），就能满足老年人健康的方方面面的需求。总之，既不能营养不足，也不能营养过剩，才能避免营养不良。

81. 咸咸淡淡话长寿

　　日本京都大学的某研究人员，曾走访了世界典型的长寿地区以及寿命较短的地区，以探究长寿的奥秘。他试图首先从各地区的生活习俗以及饮食差异等方面着手，解开长寿之谜。他加入了世界卫生组织（WHO）的一个研究小组，从1983年起历时12年，走访了世界58个地区。在每个被调查地区，他分别选择100名男女，分析他们的食物构成，采集血样和尿样，测量血压。

　　盐是高血压的危险因素。调查中发现，非洲芒萨族人每天喝牛奶3~10升，没有发现1个人患高血压。因为芒萨族人的盐分摄入量在世界上是最少的。在平均寿命名列世界首位的长寿之国日本，人们的饮食结构又如何呢？研究人员认为，含盐量少的冲绳菜及京都菜，都称得上是名副其实的长寿菜。冲绳菜充分考虑到了猪肉和鱼的搭配平衡，同时，海带、大豆的消费量在当地也居于首位。京都著名的"千岁菜"，其实就是各种新鲜蔬菜的大杂烩。

这位日本京都大学的研究人员后来写了《长寿的秘密》一书，他在书中指出："从遗传角度来看，即使是容易发生脑出血的人，通过改善饮食结构、吃低盐饮食和生活规律，也完全能够取得良好的预防效果。"

　　美国研究人员研究得出结论：仅在2010年，全球大约165万人因为吃盐过量而致心血管疾病。研究人员表示，高血压与盐摄入过多有着直接的关系，减少食盐摄入量，有助于挽救数百万人的生命。我国每年因心脑血管及疾病死亡人数约300万人中，每死亡3人中就有1人是心血管病，这其中有一半与高血压有关。我国人均耗盐量世界第一，而有高血压患者近2亿，也是世界第一。

　　老人高血压，控盐是关键（图81）。减盐可防高血压，能降血压，而且也是最划算的降压法。控制高血压，必须少吃盐。只要少吃盐，人们的舒张压和收缩压都会明显降低。食盐过多的危害很大：一是会增加大血管的水钠容量，加重它们的压力；二是会增加血管壁收缩的敏感性，进而加大了小血管的血液阻力。二者相加，不仅大大增加了人们发生高血压的机会，也使得正在通过"扩张血管"、"减少容量"进行治疗的高血压患者，疗效大大削弱。换言之，盐吃多了，降压药无效。同样，由于血管所承受的负担过重，造成许多大动脉损伤、硬化、斑块形成或破裂，增加了心脏疾病、脑卒中、肾病等的患病率。

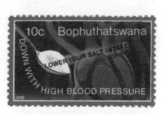

图81　老人高血压，控盐是关键（博茨瓦纳）

　　世界卫生组织规定每人每天盐的摄入量为5克，其实人体每天仅需摄入大约1.5克盐。若以5克这个标准衡量，有7成以上的中国人都超标。西方人吃得淡，如美国成人人均每天盐的摄入量为2.3克。美国研究人员研究成果显示，如果每天少吃3

克盐，将会大大有益于心血管系统的健康，可以减少13%的心脏病、8%的脑卒中、4%的死亡人数、11%的新增心脏病病例，每年还会节约100亿~240亿美元的医疗费用。对健康大有好处。健康生活要从"盐"要求。我国民众应该建立"吃得淡点有益健康"的理念，争取吃得淡些、更淡些。

相关阅读：这些食物能藏盐，每1个咸鸭蛋含3.5克盐，每1包方便面中含5克盐，每2两咸面包含盐1.3克，每2两大饼含盐1.5克，每10克味精含盐2克，每10克豆瓣酱含盐1.5克，每10克榨菜含盐1.1克，每10克酱菜含盐1.7克，每10毫升酱油含盐1.5克，每100克香肠含盐4克，每100克熟肉含盐5克。

82. 国人生病多是晚餐造成的

有人认为白天吃得差些不要紧，晚餐要吃得丰盛点，好好地把营养补回来。那么，这种安排是否可取呢？

从合理营养平衡膳食的角度来说，一日三餐的热量分配比例，应分别为30%、40%和30%。"早餐要吃好，午餐要吃饱，晚餐要吃少"。这话国外的说法是："早餐吃得像国王，午餐吃得像绅士，晚餐吃得像平民"。这是很有科学道理的。

从国内外专家研究发现，很多疾病发生的原因之一，是来自晚餐不当吃出来的，一是吃得过量，太多太好，二是时间上吃得太晚，这都是吃得不当。一日三餐都重要，只是热量分配上要更加合理些，吃得不过量，早吃一点，适时适量才是合理营养平衡膳食，才有利于健康长寿。不然，晚餐吃得不当就可引起许多疾病，甚至有人说，中国人生病多是晚餐造成的。**这些疾病主要有以下几种。**

● **肥胖症** 约有90%的肥胖者缘于晚餐吃得太好，吃得太多（图82）。晚餐过饱，血中的糖、氨基酸、脂肪酸浓度就会增高，再加之晚上人们活动量小，热量消耗少，多余的热量在胰岛素的作用下合成脂肪，逐渐使人发胖。

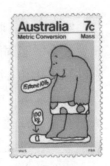

图82 肥胖者缘于晚餐吃得太好、太多（澳大利亚）

● **高血脂**　研究发现，人们晚餐进食太多，会导致肝脏合成的低密度脂蛋白胆固醇明显增多，这容易促使这种"坏胆固醇"在血管内壁上沉积，而导致动脉硬化的发生。晚餐经常进食荤菜的人比经常进食素食的人，血脂一般要高3~4倍。而患高血脂、高血压的人，如果晚餐经常进食荤食，等于火上加油，使病情加重。

● **尿路结石**　研究发现，尿道结石与晚餐太晚有关。这是因为尿路结石的主要成分是钙，而食物中含的钙除了一部分被肠壁吸收外，大部分排出体外。据测定，人的排尿高峰期一般在饭后4~5小时，如果晚餐过晚，排尿高峰期人们处于睡眠状态，尿液全部滞留在尿路中，不能及时排出体外，致使尿中钙不断增加，容易沉积下来形成小晶体，久而久之就会形成尿路结石。

● **脑卒中**　现代人生活节奏快、应酬多，常常吃完晚餐就已接近睡觉时间。研究显示，这样不仅容易发胖，还可以增加脑卒中风险。晚餐后至少1小时再睡可以减少约2/3的脑卒中风险，每多等20分钟，脑卒中风险再降10%。因为人们吃东西时血糖、胆固醇含量会升高，血流量也会减慢，长此以往，所有这些暂时性的改变都会增加脑卒中的风险。

● **急性胰腺炎**　晚餐吃得过多，有时再加上饮酒过多，暴饮暴食，很容易诱发急性胰腺炎，甚至使人在睡眠中休克，若抢救不及时往往危及生命。如果胆道有结石或慢性感染，则更容易诱发急性胰腺炎而猝死。

●冠心病 晚餐经常摄入过多热量，可引起血中胆固醇增高，过多的胆固醇和钙质会堆积在血管壁上，久而久之就会诱发动脉硬化和心脏病。有冠心病的人，还会诱发心绞痛的发作。

●糖尿病 中老年人如果长期晚餐过饱，反复刺激胰岛素大量分泌，往往造成胰脏贝他细胞负担加重，加速老化，进而提前衰竭，发展成糖尿病。另外，引发的肥胖症也会诱发糖尿病。

●大肠癌 晚餐过饱，必然有部分蛋白质不能被消化吸收，这些物质在大肠内经厌氧菌的作用，产生了吲哚、胺类等有毒物质，加重了肝、肾的负担；且餐后不运动直接休息，再加上睡眠时肠子蠕动减慢，相对地延长了这些物质在肠道的停留时间，促使大肠癌的发生。

83. 红薯是近乎完美的长寿食品

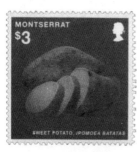

图83　红薯是近乎完美的长寿食品（蒙特塞拉特）

红薯又称甘薯、山芋、地瓜、红苕，是我国高产的粮食作物之一，也是人人熟悉的一种根茎类食物（图83）。它原产于美洲中部墨西哥、哥伦比亚一带。哥伦布发现新大陆以后才陆续传播到其他各国，故而它最初传入我国时被称为"番"薯。

明代中叶，我国升平日久。万历初年，福建省长乐县人陈振龙到今称菲律宾的吕宋经商，他看到红薯，萌发了将薯种传入祖国的念头，可是，吕宋当时不准将薯种带出境。万历二十一年（1593年）五月，陈振龙以高价购得几尺薯藤冒着极大风险带回了国内。

其子陈经纶受父亲影响，也热心于推广薯种以济世利民，他花费了大量的时间和精力在自己房屋后面的空地上试种红薯，并获得了成功。在这以后的许多年里，陈氏子孙六代一直推广薯种、济世利民为己任，先后传入了浙江鄞县、山东胶州、河南、北京等地。红薯在当时对改变我国人民的主粮结构、解决饥荒等起了十分良好的作用。这是红薯传入中国的众多版本之一。如今，我国南北各地均有栽培，把它视作副食；其实如南太平洋上所罗门群岛等地，一直以红薯为主粮。

中医学认为红薯是一种补中暖胃、健脾益气的食品，对于脾胃虚弱有泄泻者，以及脾湿、肝胆湿热者，都具有一定的食疗功效。李时珍在《本草纲目》中称红薯能补虚乏、益气力、健脾胃、强肾阴……《本草拾遗》称红薯有补中暖胃功能。

从医学角度说，红薯是一种价廉物美的健康长寿食品，香甜可口，营养丰富，而热量又低（仅为米、面的1/3），吃了之后，不必担心发胖，反而可起到减肥作用。每百克红薯中含蛋白质2.3克，脂肪0.2克，糖类29克，产生热量127千卡；含钙18毫克、磷20毫克、铁0.4克、胡萝卜素1.3毫克，以及维生素B_1 0.12毫克、维生素B_2 0.04毫克、维生素C 30毫克，还富含可溶性膳食纤维（含7%~8%）、粘蛋白多糖类物质，抑制胆固醇生成的功效是其他蔬菜的10倍。可保持动脉血管的弹性，特别对老年性便秘有很好的治疗作用。

乾隆皇帝活了89岁，在历代皇帝中享年最高。据说，他在晚年时曾患"老年性便秘"，太医们千方百计给他治疗，但总是治不好。一天，他散步来到御膳房，里面飘来一股甜香气味，十分诱人。乾隆走进去问："是什么东西如此之香？"正在烤红薯的一个太监见是皇上，忙磕头道："启禀万岁，这是红薯。"乾隆从太监手里要过一块烤红薯，吃后连声道："好吃，好吃！"从此乾隆天天都要吃烤红薯，不久，他久治不愈的便秘反而不药而愈了。

美国研究人员曾从红薯中提取出一种活性物质，并认为它能有效抑制结肠癌和乳腺癌。紫薯富含微量元素硒，硒被称为"抗癌大王"，可抑制癌细胞分裂与生长，防止胃癌、肝癌等癌症的发生。适量食用红薯还能预防心血管系统的脂质沉积，预防动脉粥样硬化，使皮下脂肪减少，避免出现过度肥胖。

如今在国际上，红薯的地位越来越高，赞誉它为"近乎完美的食物"。在日本国家癌症研究中心公布的20种抗癌蔬菜"排行榜"中，红薯也一举夺魁。美国农业部几年前推荐的十大健康食品之中，薯类位居榜首。欧美人称赞它是"第二面包"。它曾被世界卫生组织作为最佳食品推荐，在保健养生上堪称精品。国际营养学会推崇为太空保健食物。

84. 益寿保健吃萝卜

萝卜是普通百姓日常食用的蔬菜，在民间萝卜素有"小人参"的美称（图84）。民谚有言，"冬日萝卜赛人参"，"天寒萝卜赛过参"，"冬吃萝卜夏吃姜，不劳医生开药方"。这些话，除了说明白萝卜是冬天的应季蔬菜外，还道出了它的食疗功效。在唐朝的《新修本草》就收载了萝卜，正式药名称为"莱菔"。明朝李时珍的《本草纲目》中对萝卜赞赏有加，称之为"蔬中最有益者"。清代一医学家称它是"蔬菜圣品"。我国一项持续了十多年的科研得出结论：人们菜篮子里的萝卜就是一剂防癌"良药"。

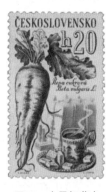

图84 在民间萝卜素有"小人参"的美称（前捷克斯洛伐克）

萝卜原产我国，全国各地均有栽培，是一年生或两年生的十字花科萝卜属的草本植物，主要食用部分为其根。品种多样，形状有呈圆柱形或圆球形，皮色有白、青、粉红和紫色的。尽管萝卜品种较多，但性能都相近。从中医角度讲，白萝卜可补气顺气；红萝卜可补心、活血养血；青萝卜可清热舒肝；而水萝卜的利尿功能特别好。药用以红皮白肉辣萝卜为佳.

白萝卜味辛甘，性平微凉，入肺胃经。有清热生津、凉血止血、下气宽中、开胃健脾、消食化痰、顺气利尿之功。适用于消渴口干、食积胀满、咳喘咳血、咽痛失音等。萝卜其根、茎、叶、种子皆可入药，为药食两用食物。谚语说"萝卜出了地，郎中没生意"，由此可见萝卜药用及功效之一斑。

萝卜富含多种维生素、微量元素锰、钙、硼等，糖类、双链核糖核酸、芥子油、淀粉酶和大量的粗纤维。萝卜"不是水果，胜似水果"。萝卜生吃细嚼能诱导人体自身产生干扰素，能激活自然杀伤细胞的活性，可增强免疫力，抑制肿瘤细胞的生长，具有全方位、多功能的防癌抗癌作用。萝卜中的芥子油和膳食纤维可以促进胃肠的蠕动，有助于体内废物的排出。白萝卜含有帮助消化的酶和增进食欲的芥子油等物质，吃后能促使脂肪类物质更好地进行新陈代谢，以避免脂肪在皮下堆积。

萝卜食补入药两相宜。白萝卜生吃促消化，因为其辛辣的成分可促进胃液分泌，调整胃肠功能，还有很强的消炎作用。民谚有云："萝卜熟，如吃肉。"白萝卜熟吃能补气顺气，尤其和猪肉、羊肉等一起炖着吃，效果更佳。

白萝卜有五个好搭档。①白萝卜与梨，可润肺、清热、化痰。梨有润肺凉心、消痰去火的功效，跟白萝卜一起榨汁喝，不仅能掩盖白萝卜的辛辣味，还可以让食疗功效加倍。②白萝卜与羊肉，冬季吃羊肉可驱散寒冷、温暖心胃，还能补血益气、滋养肝脏、改善血液循环。但"肉生痰"，羊肉吃多了容易上火，如果和有清凉作用的白萝卜一起炖着吃，不仅化痰、泻火，而且还能解油腻，让营养互补。③白萝卜和鲫鱼炖汤有温中下气、健脾利湿的功效。这道汤还妙在"二白"食材上，白萝卜浸在奶白色的鱼汤里，让人看着就很有食欲。④白萝卜与葱，把葱段、姜片和白萝卜片一起煮汤，有散寒、止咳的功效，这个汤还可以预防感冒。⑤白萝卜与海带一起煮汤有化淤消肿的功效，对预防甲状腺肿大有一定功效。

萝卜可做成：白萝卜炖骨头、萝卜鸭块煲、青红萝卜焖牛肉、羊肉炖萝卜清汤、白萝卜羊腩汤、萝卜丝鲫鱼汤、银鱼煮萝卜丝、熘炒白萝卜、XO酱爆萝卜、爽口萝卜皮、粉丝拌萝卜丝、大红萝卜丸子、广式萝卜糕等可口的菜肴。

吃萝卜还有许多讲究；人参萝卜互不忌，人参萝卜可同吃；萝卜不可与橘子等水果、胡萝卜同吃，也不可与党参、黄芪同食；脾虚、气虚血亏者少吃萝卜，会加重虚弱的情况；吃火锅时，加点萝卜，有很好的下气消滞作用；萝卜皮富含钙，98%的钙在萝卜皮中，故提倡"吃萝卜不削萝卜皮"。

85. 延年益寿话生姜

生姜用于延年益寿，已经有2000多年的历史。按中医理论，生姜是助阳之品，自古以来中医素有"男子不可百日无姜"之语。早在春秋战国时期，孔子在日常饮食中就有此体验。他主张："每日不撤姜"。意思是说，一年四季人们每天都应该吃姜，但是不多吃，每天仅吃几片。孔子一生饱尝战祸，颠沛流离，当时人均寿命不到35岁，他却活到73岁，可以说与食不离姜有关。

北宋著名文学家苏轼在《东坡杂记》说了一段故事：苏轼在杭州任太守时，有一日去净慈寺游玩，拜见了主持。这位主持年已80多岁，仍目光炯炯，鹤发童颜，精神矍铄，使苏轼感到十分惊奇，问他有何妙方可以获得延年益寿。该主持答道："老衲每日连皮嫩姜切片，温开水送服，已食四十余年矣！故不见其老。"这说明长期少量服用生姜对人的延年益寿大有裨益。传说白娘子盗仙草救许仙，此仙草就是生姜芽（图85）。生姜还有个别名叫"还魂草"，而姜汤也叫"还魂汤"。

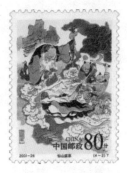

图85 传说白娘子所盗的仙草就是生姜芽（中国）

吴鞠通是清代一名医，一天到城外郊游，忽见一户农舍前围着许多人，神情紧张不安。吴鞠通上前探询，见屋内一农妇面白如纸、神志不清。问家人，得知该农妇连日泄泻不止，腹痛畏寒，今晨昏厥尚未清醒。吴鞠通一摸农妇四肢，冰凉无温，再按脉息，微细欲绝，知是险恶之症，若不迅即救治，将危及性命。他身边无急救之药，仅有一块佩姜。吴鞠通命病人家属将佩姜煎汤后给病妇灌服，不多久患者两眼慢慢睁开，四肢开始回暖，家人惊喜不已。吴鞠通身上的佩姜不是别的，而是大块姜用开水泡过以后，晒干而成的干姜。古人多喜腰佩干姜，并非仅是为了装饰，更多的是认为姜有辟邪之功效。名医吴鞠通佩姜救人命这段史实给人的启示是：姜不仅仅是人们日常生活中不可缺少的调味佳品，而是一味有着广泛健身疗病作用的中药。

"姜是老的辣，姜是嫩的美"。姜也是极好的保健食品，所以民间有"生姜治百病"；"早上三片姜，赛过喝参汤"；"三片生姜一根葱，不怕感冒和伤风"；"一杯茶，一片姜，驱寒健胃是良方"；"冬吃萝卜夏吃姜，不劳医生开药方"；"冬有生姜，不怕风霜"；"一片生姜胜丹方，一杯姜汤老小康"等谚语。但食姜每次不要超过15克。

姜调百味御百邪。生姜味辛，性微温，含有辛辣和芳香成分，有散寒发汗、化痰止咳、温中止呕、活血化瘀等多种功效。生姜中含有的姜辣素成分，被人体吸收后，能够抑制体内过氧化脂质的生成，其抗氧化作用比维生素E还明显，因而具有很好的抗衰老作用，可除"体锈"，能减少"老年斑"的产生。老年人常食生姜，还可以加快血液循环，促进新陈代谢，延缓衰老，鹤发童颜。姜辣素又能刺激消化道中的神经末梢，引起胃肠蠕动增强，消化液分泌旺盛，小肠吸收能力提高，从而具有强身、健胃的作用。生姜中还含有一种化学结构与阿司匹林中的水杨酸相近的特殊物质，这种物质能降血脂、降血压、防止血液凝固、抑制血栓形成，减少心脏病发病。此外，生姜中所含的姜酚，可抑制前列腺素的合成，有很强的利胆作用，可减少胆汁粘蛋白，因而可用于预防和治疗胆囊炎、胆石症。

美国研究人员研究显示，生姜中所含的具有独特气味的6-姜醇可抑制实验鼠体内人类结肠癌细胞的生长。沙特研究人员研究表明，生姜的提取物具有非常珍贵、惊人的抗癌特质。生姜提取物对细胞的选择性杀伤力，能抑制各种癌细胞的繁殖，同时不影响健康细胞的生长。经常食用生姜药膳，可以达到防癌抗癌目的。

86. 硒是神奇的长寿元素

我国已步入长寿时代。我国"长寿之乡"已经层出不穷地涌现出来，比如，广西的巴马、新疆的和田、江苏的如皋、河南的夏邑、四川的都江堰、广东的三水、海南的澄迈、上海的崇明、浙江奉化的南岙村……这是一件十分可喜的景象。这些享誉世界、闻名全国的长寿之乡，有的在南方，有的在北方，有的在山区，有的在平原，有的贫穷落后，有的富裕发达。它们却有一个共同的现象：70、80岁不算老，90多岁满街跑，100多岁敢下河洗澡，很多百岁老人，耳不聋、眼不花，至今都能穿针引线、下地干活，生活自理。并且这些长寿地区，高血压、糖尿病、心脏病、脑卒中等疾病发病率很低，有病史记录以来，五六十年内没有1例癌症病例，很多居民长年不生病、不吃药，没有一个是大腹便便的人。以往，人们总是认为长寿之乡多在青山秀水、经济欠发达的山区，而河南夏邑、上海崇明、江苏如皋却在普通的平原地带，广东的三水还是经济发达、人口较多的富裕城市。

为什么有的地方的人能活到90岁不生病，100岁不显老，甚至达到120多岁的天年！老寿星像满天星斗，数不胜数。而一般地方的人，却高血压、糖尿病、心脑血管病、癌症高发，年仅五六十就突发急病猝死，英年早逝。这样的事例太多了！北京大学生命科学院的研究人员，通过十几年的严谨研究，透过种种迷雾和猜测，终于发现了这与神奇的"长寿元素"——硒有密切的关系。

我国生命科学院的研究人员对此进行了长期、深入的研究，他们认为，这是"一方水土养一方人"的缘故，是当地的水质和土壤中富含了某些元素。研究人员为"长寿之乡"解密，认为这是托"土质"之福，要拜"土质"之恩，不可忽视健康长寿与环境的关系。在江苏如皋还有这样一句流行语"如皋的萝卜赛雪梨"，"萝卜条嘎嘣脆，吃了能活100岁"，经检测如皋的萝卜里含有丰富的硒元素。

进一步研究发现，在广西的巴马、新疆的和田、河南的夏邑、广东的三水、浙江奉化的南岙村等地的水土、大米、蔬菜、水果、茶叶里都检测出硒含量大约为55微克/100克，是全国平均水平的5倍多！而这些长寿之乡的百岁老人头发、血液中硒含量，也高于全国平均水平几倍，这些百岁老人没有一例心脑血管疾病及癌症患者，身体硬朗，思维清晰，视力也好。

经国内众多学院综合研究发现，在中国少数的富硒地区，人们普遍都长寿，高血压、糖尿病、癌症的发病率极低。而中国是一个缺硒大国，有72%的面积属于低硒地带，高血压、糖尿病高发，癌症连年增多，严重缺硒的地区还会高发一种叫"克山病"的心肌病。大部分国人无法通过饮食达到硒摄入量标准（每人每天50微克）。尝试给缺硒地区的患者补硒后，奇迹一个接着一个，连续补硒1年以上的地区，癌症发病率下降40%，高血压、糖尿病、冠心病患者纷纷好转。

硒是瑞典化学家波兹里阿斯于1817年发现的（图86），1957年，美国科学家施瓦茨发现硒是一种非金属化学元素，是一种人体必需的微量元素。微量元素硒具有很高的保健价值，

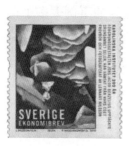

图86 硒是一种非金属化学元素，又是人体必需的微量元素（瑞典）

硒被世界医学界定义为"主宰生命的微量元素"，享有"长寿元素"、"心脑血管守护神"、"抗癌之王"、"天然解毒剂"等美誉。医学证实，人体缺硒可直接导致40多种疾病，间接导致400多种疾病。硒在人体内具有抗氧化、抗衰老、抗肿瘤、抗重金属、提高免疫的多重功效。世界卫生组织建议，每日定量补充200微克硒，可预防各种疾病的发生。

总的来说，硒确实是人体需要的元素，但一般靠摄取富含硒的食品，如肉类、海产品、鸡蛋、牛奶、芝麻和各种坚果，必要时可进行科学补充硒制剂。总之，只有合理摄入富含硒的食物或适当补充硒，才能使人们拥有健康的身体，有助于人的健康长寿。

87. 高糖饮食　缩短寿命

　　世界卫生组织（WHO）2014年3月7日公布的"日摄糖量新指南"称，你每天摄入的糖应当只占摄入总热量的5%（约25克），这是世界卫生组织之前的建议量的一半。这一目标的确有些困难，但是，人们还是应该将此作为目标。

　　世界卫生组织的专家们说，高糖摄入与肥胖和龋齿等疾病关系密切。除了遗传、内分泌因素外，高糖饮食是造成肥胖的一个重要因素，因为进入人体内的糖，如果代谢不了，消耗不了，糖可以转化成脂肪，将成为灾难的根源。肥胖的人患慢性病的风险较高，而全球人口有60%的死亡要归结为慢性病。专家们说，过量的糖摄入就如同吸烟一样，威胁身体健康。

　　如果长期空腹吃糖，更会影响人体各种正常功能，使人体变得衰弱以致缩短寿命。世界卫生组织对23个国家的一份有关人类死因的调查分析显示，长期高糖饮食会使人寿命明显缩短，比正常饮食者短约10~20年。因此，该组织提出了"全球降糖"的口号。

　　目前，全球有5亿人口受肥胖困扰（图87），并且各年龄段的肥胖问题都呈上升态势，在中低收入国家尤甚。

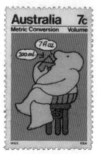

图87　全球有5亿人口受肥胖的困扰（澳大利亚）

　　我们吃的糖或糖果，大多是白糖、红糖、冰糖、葡萄糖、麦芽糖和蜜糖，属于真正的糖类。各种糖类在体内代谢后都是以葡萄糖形式为人体提供热能，且葡萄糖是大脑活动的唯一能量来源，所以糖类是人体需要的重要营养素之一。

但是，现在研究证明：糖和盐被称为"白色毒品"，多吃对健康有害。所以，健康饮食不仅需要限盐、限油，还需要限糖。中医学认为，嗜甜可致营养失衡，助长湿气。食甜过多，可导致机体能量过剩，直接抑制食欲，影响对蛋白质的摄入，并引起钙及维生素B_1的不足。吃饭前吃糖，饱食后吃糖，临睡前吃糖，以及血糖过高者、血脂过高者，牙齿有病时吃糖，怀孕后吃糖……都是不该吃糖的时候。超过适量以上的长期高糖饮食是需要加以限制的。所以，要管住嘴巴，人们应该尽量少吃甜食，最好不吃。

就拿可乐来作个例子。可乐给人体的伤害远多于享受。国外研究人员曾对170个孩子进行了长达10年的跟踪研究。研究发现，与不喝或少喝碳酸饮料的孩子相比，常喝碳酸饮料的孩子很少喝牛奶，而且很少进食富含纤维素、蛋白质、维生素D等营养素的健康食品，结果导致他们骨质疏松、骨密度降低、体质下降。因为1毫克碳酸会带走体内2毫克钙，所以"可乐"是儿童的骨骼"杀手"。而每天喝一听"可乐"，儿童肥胖的发生率就会增加60%，一年可以长胖6.4千克。专家指出，90%的人体骨质量要靠年轻时积累，特别是在16~25岁这段时期。年轻时过多地饮用碳酸饮料，可能会给人将来罹患骨质疏松症埋下隐患。

从2001~2010年，全球人已经多吃了3 000万吨糖。就在大家迷恋着"糖"所带来的甜美口感时，肥胖、高血压、糖尿病、脂肪肝、冠心病、心肌梗死以及部分癌症（城市里6种常见癌症的高发，甜食就是祸根之一），甚至骨折等和"糖"有关的疾病，也悄悄地席卷了全球。这是众所周知的事。美国疾控中心的研究还发现，摄入太多糖可能加剧致命性心脏病的风险。可见长期高糖饮食确实会缩短寿命的。

88. 长寿老人饮食多有"十大爱好"

我国养生学家和营养学家在大量调查研究中发现，长寿老人在日常饮食中有十大爱好，它体现了长寿老人的饮食营养是合理的，是长寿养生的主要因素。

● **喜欢喝粥**　从饮食习惯看，长寿老人无一不喜欢喝粥。粥易于消化、吸收，使人健康，老年人尤为适宜。粥熬好后，上面浮着一层细腻、黏稠、形如膏油的物质，中医学叫做"米油"，或称粥油，是粥的精华，具有很强的滋补作用，可以和参汤媲美。食粥可以延年，"粥为世间第一补物"。中外研究人员发现，世界长寿之乡巴马人终身吃大米粥和玉米粥，或者两种米的混合粥，辅以白薯和各类蔬菜、豆类，每日两粥一饭，世代吃粥，堪称"粥食长寿乡"。著名经济学家马寅初和夫人，夫妻双双都是百岁老人，两人尤其喜欢喝粥。

● **小米最滋补**　五谷中小米最佳。它春种秋收，得天地之气最全，为脾之果，最养脾胃。小米味甘性平，有健脾、和胃、除湿、安神等作用，具有健脾滋胃、益肾气、益五脏、厚肠胃、充津液、壮筋骨、长肌肉、清虚热、利小便、治烦渴等功能。"小米煮粥赛黄金"。对于老年人来说，小米是最理想的滋补品。其中所含的蛋白质、脂肪、钙、铁等都比大米高，其所含营养素易被人体吸收。所以更适合胃肠功能差而又需要补充营养素的寿星们食用。每晚熬小米粥喝，不仅有助于睡得快、睡得香，而且有益第二天早晨的面色、精力。

● **玉米当主食**　玉米是五谷杂粮中的佼佼者，有"主食营养，玉米称王"之说，是最好的主食之一（图88）。中医学认为，玉米味甘性平，具有健脾、开胃、除湿、利尿、宁心、益智及

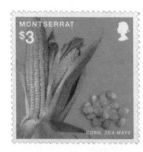

图88 玉米是五谷杂粮中的佼佼者，是最好的主食之一（蒙特塞拉特）

活血等作用，可辅助治疗脾胃虚弱、消化不良或湿热引起的疾病。玉米之所以成为长寿食物，是由于它含有7种抗衰老成分，即钙、谷胱甘肽、镁、硒、维生素E、脂肪酸、纤维素，均具抗氧化自由基的作用。玉米可以延缓衰老，能预防心脑血管疾病，可以健脑、明目、防癌，促进肠胃蠕动，防止便秘。玉米是长寿老人离不开的主食，世界五大长寿之乡的主食均为玉米。我国贵州148岁老农民龚来发，他的主食均为玉米。

●天天喝牛奶（或酸奶） 牛奶的营养价值极高，含有优质的蛋白质，其所含的必需氨基酸比例合适，适于人体利用，其蛋白质消化率高达98%~100%；它是人体钙的最好来源，补钙主要依靠牛奶。牛奶是一种营养最丰富的理想食品，人们称它为"完全营养食品"，被誉为"白色的血液"，可以补虚损、益肺胃、生津润肠。喝牛奶是长寿老人的普遍习惯。终生喝牛奶的人，其发生骨质疏松的平均年龄要比不喝牛奶的人推迟10年。酸奶由牛奶发酵而成，是奶制品中营养最佳的一种。酸奶是益生菌的最佳源泉，是人体健康的"卫士"，是长生不老的饮料。

每天吃个蛋 鸡蛋（或鸭蛋）是理想的天然高营养食品。每天吃一个蛋已成为长寿老人的普遍习惯。鸡蛋的氨基酸组成与人体需要最接近，蛋白质被利用的程度在各种食品中最高。鸭蛋较适合老年人食用，富含卵磷脂、胆固醇、多种维生素、矿物质和叶黄素、玉米黄素，能补脑，避免老人的记忆力减退，还可预防动脉硬化和癌症。吃鸡蛋不吃蛋黄，就失去了吃鸡蛋的健康意义。鸡蛋是"最营养早餐"。寿星们每天吃一个鸡蛋更有益于延年益寿。

●偏爱红薯 红薯是低脂、低热能的"全营养食品"，也是"营养最平衡食品"。红薯富含蛋白质、糖类、胡萝卜素、维生素C和维生素B族，以及钙、磷、铁等。中医学认为，红薯有益气生津、健脾胃、强肾阳、补中和血、利脏补虚、暖胃益肺、延迟衰老等功效。红薯是"长寿食品"，在诸抗癌食品中它名列榜首，是润肠通便的能手，是软化血管的高手，还是轻身减肥的妙品。我国广西有两个长寿村寨，寿星们都习惯每天吃红薯。我国最长寿的皇帝乾隆，他对烤红薯情有独钟。

●**豆腐是美食**　豆腐是我国习惯食用的传统食品。长寿老人们普遍爱吃豆腐。豆腐的特点是优质蛋白质含量高，不饱和脂肪酸占有一定比例。大豆加工成豆腐后，其消化率显著提高，整粒熟大豆的消化率仅为64.3%，加工成豆腐其消化率可达92%~96%。豆腐的功效是益气、补虚、保肝，促使机体代谢，常吃豆腐有利于健康和益智。老年人常吃豆腐对于血管硬化、骨质疏松等症有良好的食疗作用，同时又不增加血脂。而其中所含大豆异黄酮，对于老年女性来说，它能延缓细胞衰老，使皮肤保持弹性。寿星们普遍爱吃豆腐，常吃豆腐对于软化血管、补充钙质都是十分有益的。

●**爱吃大白菜**　老古话说得好，"百菜不如白菜"，大白菜是"菜中之王"。大白菜质地柔软、味道鲜美、营养丰富，除含有丰富的维生素C、维生素E、糖类、蛋白质、钙、磷、铁、粗纤维以外，还含有锌、钼等微量元素，有很好的抗氧化效果，是防癌食物的佼佼者。中医学认为，大白菜味甘、性微寒，具有通利肠胃、养胃生津、宽胸除烦、利尿通便、清热解毒、解酒消食、和中止嗽、下气之功，还能起到很好的降脂、防癌、护肤和养颜等作用。

●**爱吃白萝卜**　白萝卜在民间素有"小人参"的美称。自古就有"冬天萝卜赛人参"的说法，意思是冬天吃萝卜对身体大有裨益。白萝卜富含多种维生素、微量元素、糖类、双链核糖核酸、芥子油、淀粉酶和大量的粗纤维。它味辛甘，性平微凉，入肺胃经，具有消食化积、化痰止咳、顺气解郁、通便利尿、降压调脂、杀菌抗癌等功效。含有的多种微量元素可增强机体的免疫力。清代显赫人物、长寿"糊涂"大师郑板桥的养生之道就是"萝卜就茶"。

●心爱胡萝卜　　胡萝卜素来有"健康保护神"之称。富含β-胡萝卜素、维生素C，它们都是与防癌抑癌有关的营养素，对许多癌症等均有明显的抑制作用。β-胡萝卜素能提供抵抗心脏病、脑卒中、高血压及动脉硬化所需的各种营养成分，还有提高吞噬细胞吞噬异物的作用，可增强人体抗癌能力。中医学认为，胡萝卜性微温，味甘辛，能下气补中、利胸膈、调肠胃、安五脏、护眼护肺、壮元阳。研究表明，胡萝卜能提供抵抗动脉硬化、高血压、心脏病、癌症和脑卒中等疾病所需的各种营养成分。由于胡萝卜营养好，无论炖、煮、炒、蒸都相当美味，被誉为"土人参"，常被推荐作为防治维生素A缺乏症的"功能食品"。

89. 老寿星吃啥喝啥各有所爱

家住哈尔滨市的102岁寿星孟赫氏，是满族人。她的生活有一个雷打不动的习惯，那就是每天早起要喝下两大碗凉的白开水，这一习惯已经坚持了60多年了。家住山东莱州市的李亚美老人，她已经是107岁的高龄了，她每天早上要喝一杯白开水或者一杯糖水，是老人每天起床之后例行的习惯。她觉得早上喝点水，能好受些。据调查研究，有78%的人平时爱喝白开水，这是专家总结寿星长寿的一大共性规律。

湖南桃江县的107岁的范香秀，老人天天爱喝擂茶，对擂茶情有独钟。做法就是将芝麻、花生、茶叶、绿豆、糖或盐，放进擂钵内，然后用木棒挤压，速度由慢到快，一圈圈擂起来，变成糊状，最后加上开水。看电视时茶不离手。

湖南株洲市的103岁的甘德珍老人，她每天早晨起床后做的第一件事就是打来井水，烧开后，放上花生、芝麻、生姜和茶叶，泡一杯生姜茶，这就是老人每天必喝的饮料。她认为喝姜茶能暖胃防病，因此坚持了很多年。但上午9点之后就不喝了。

海南文昌市有一位121岁的老太太，她是海南省最长寿的人瑞郭方姬。在中国老年学会举办的中国十大寿星排行榜上，位列第四位。在七八十岁时老人就喝上了咖啡，从此就喜欢上了这种饮品，天天要喝咖啡（图89）。

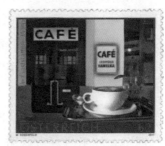

图89　各有所爱的饮品
（奥地利）

家住哈尔滨市109岁的老人顾岳珍，平日里的饮食非常有规律，基本上顿顿饭都要喝上两碗玉米面粥，吃两个小窝窝头，顿顿不离玉米面。虽然每日只吃两顿饭，但依然精力充沛。

吉林省德惠市某村104岁王治怀老人，在饮食上，不可一日无"豆"，豆制品每天必吃。他一日三餐中，必须有豆腐和青菜。卖豆腐的小伙子，每天早上都会准时出摊，习惯性地割好五块豆腐装好，等着王家的人从院子里出来。每晚睡前老人都要喝一碗豆粉，已经坚持六七年了。

江苏如皋市103岁的韩秀芳老人，是一位很健康、思维敏捷的百岁老人。她长寿的独门秘方是爱吃萝卜，每天都要亲自拌一盘萝卜吃。当地人说，如皋的萝卜赛雪梨，吃了能活90岁。老人说，常吃萝卜能够助消化，提高抵抗力。

家住杭州市郊某村的103岁姜夏生老人，是一位爱吃橘子的百岁老人。橘子是江浙一带一年四季几乎都有的水果，姜老每天饭后都要吃1~2个橘子。因此，橘子是他家里的常备水果，一日不可或缺。

上海市黄浦区的108岁老人郭连生，是上海市第五届"十大女寿星"。老人虽满头白发，但思维清晰。她的饮食以酥软的蛋糕、米粥为主，喜欢吃甜食，尤其是爱吃蛋黄派、巧克力。

山东烟台市某村110岁老人杜彩荣，行动自如，头脑清醒，生活规律，心态好，脾气好；爱吃米饭、饺子，特别爱吃零食，从饼干、糖果、花生奶，以及各种点心、水果，她都爱吃。家里儿孙们都喜欢给老人买零食，啥好吃买啥，老人却从没有吃胖过。

家住哈尔滨市104岁的高李氏，老人的床头放了一瓶醋，吃面条、炖菜时都得放醋，吃饺子时就更不用说了。老人平时醋不离口，只要吃饭就得有醋。现在顿顿饭都得吃点大酱。她是一位最爱酱醋的百岁老太。

90. 预防慢性病的"三大法宝"

慢性病是人类健康最大的挑战之一。我国在经济快速增长的同时，也迎来了慢性病的高负担期，慢性病患病率迅速上升，并呈现年轻化趋势。目前，明确诊断的慢性病患者超过2.6亿，我国60岁以上人口超过一半患有慢性病。慢性病已占我国居民总死亡率的85%，疾病负担的69%，可见慢性病已成为中国人的"头号杀手"，是影响寿命最直接的因素。而且，随着老龄化进程加剧，我国慢性病将快速增长。据估算，未来20年，40岁以上人群患慢性病人数将增长2~3倍。在未来10年，糖尿病患者将成为患者人数最多的群体，而肺癌患者将增加6倍。

2014年7月9日，世界卫生组织总干事陈冯富珍指出，中国正面临巨大的慢性病风险。在中国，超过80%的死亡者死于慢性病，远高于全球平均水平。慢性病给家庭生活、卫生服务系统和公共财政带来了巨大压力，对低收入人群的影响尤为严重，已经成为严重的公共卫生问题和社会问题。慢性病患者人数的增长，意味着更多人正在遭受疾病困扰，更意味着我们牺牲健康换来的经济增长正在被疾病负担吞噬。因此慢性病防治的重要性日益显著。

在慢性病中，心脑血管疾病、恶性肿瘤（图90）和慢性阻塞性肺病，成为当前最致命和常见的慢病。而这些疾病无不与生活方式有关，慢性病症70%~80%可归因于生活方式不当。众所周知，生活方式不当容易引发癌症、冠心病、高血压、糖尿病、代谢综合征、早衰等。生活方式不健康、嗜烟、嗜酒、不注意锻炼身体、频频熬夜、心理失衡等，这六大因素让国人折寿30年。"活着"，但"不健康"就应反思生活方式。

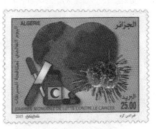

图90 恶性肿瘤也是一种慢性病(阿尔及利亚)

我国研究人员认为，生活方式不当致病就像"沙堆效应"，沙粒会自组成为不稳定的沙堆，一旦达到临界点，一小粒沙子都将让整个沙堆崩塌；而健康同样，一个微小的变化都可能引发整个系统或大或小的"崩溃"。

权威专家的研究表明；预防慢性病有如下三大法宝。

一是管住嘴：从均衡营养开始预防老年慢性病。人们的一日三餐也要有"红绿灯"意识，要从健康饮食的误区中走出来。恢复东方型的均衡饮食结构，并放慢吃饭速度。少吃"红灯"食品：高油、高糖、高盐、高加工度的食品，如肥肉、肥羊、肥牛、内脏、油炸食品、腌制食品、裱花蛋糕、甜食、甜饮料等。

对以上食品要尽量避免,不吃、少吃(每月只吃1~2次)。多选"绿灯"食品:指五谷杂粮、新鲜蔬菜水果、豆制品、低脂奶制品、去皮禽类、鱼虾等。每天可吃,常规食量。"黄灯"食品要掂一掂:指红肉、坚果、酱制食品、烘焙烧烤食品等。这些食品要限量吃,每周3~4次,每次限量。

二是迈开腿:适当增加健身锻炼的运动量,更加注重"吃动平衡",燃烧脂肪、降低体重都是最重要的。老年人的运动更应注意缓和,宜作锻炼耐力、力所能及的活动,如慢跑、步行、太极拳、太极剑、街舞等等。贵在坚持,持之以恒,不要间断。要选择适宜的时间锻炼,在晚秋、冬季、早春的早上锻炼均不宜过早,最好在太阳出升之后。

三是健康体检和健康管理:当今,健康体检最时尚。它是自己花钱"找病",等于对身体健康情况做个"盘点",以便即时发现端倪;它可以让你用最少的付出,在最早的时间发现危及自身健康的警讯。定期健康体检可以早知道自己的健康状况,然后才能及时确诊、治疗,以收到良好之效果。然而,从健康体检逐渐走向健康管理,对所查出的健康问题逐个予以解决,那是更有意义的一件事情。

未来10年是我国防控慢性病的关键时期。为了避免慢性病发病出现"井喷",必须实施科学有效的防控策略,开展全民健康教育和健康促进。要把生活方式不当的危害性告诉老百姓,因为要预防慢性病,还得人们有这知识、有这觉悟。有80%以上慢性病和40%肿瘤是可以预防的,自觉预防慢性病迫在眉睫。

91. 糖尿病的致病因素何其多

糖尿病的发生原因极为复杂,涉及遗传、疾病、生活方式、环境、饮食习惯等许多因素，至今未被医学界完整清晰地阐明。现将已知有关糖尿病的种种致病危险因素叙述如下。

有家族病史者： 研究表明，糖尿病是一种遗传性疾病（图91），有糖尿病家族史者的糖尿病患病率是无糖尿病家族史者的3倍以上。据近代孪生学的研究认为，2型糖尿病中共显性为50%，而1型糖尿病中则达90%以上。说明1型糖尿病的遗传因素明显高于2型糖尿病。

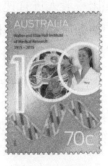

图91　糖尿病是一种遗传性疾病（澳大利亚）

肥胖病： 肥胖与2型糖尿病的关系十分密切，是糖尿病的元凶。美国学者Joslin早在1927年就说过；糖尿病因肥胖而产生，超重或肥胖者患糖尿病的风险显著增加，可达3倍以上，有80%~90%的2型糖尿病患者在起病时就存在肥胖现象。此外，亚洲人对2型糖尿病有高易感性，18岁后体重每增加5千克，患糖尿病的风险就增加2倍。"腰围增粗"是糖尿病的危险信号。

患脂肪肝： 脂肪肝与糖尿病已成一对难兄难弟。2型糖尿病病人中脂肪肝的患病率高达46%。研究发现，脂肪肝可能是2型糖尿病的独立危险因素。脂肪肝令肝脏功能发生异常，影响了正常的糖代谢，不能将过高的血糖转化为肝糖原储存起来，造成血糖持续处于高水平状态，导致胰岛素抵抗、糖代谢紊乱，从而让脂肪肝患者患上糖尿病。得了脂肪肝，如不加以控制，糖尿病离你就不远了。

长期睡眠不足： 研究发现，睡眠差者患糖尿病危险性可增加6倍，连续3个晚上睡眠紊乱就会出现糖尿病症状。美国对10 143名成年人进行的前瞻性研究结果显示，相比睡眠时间7~8小时的成年人，睡眠时间<5小时的人群发生糖尿病的风险增加46%。

进食太快：这是2型糖尿病的独立危险因素。吃东西的时间短，期间血糖上升快，容易刺激胰岛，可能导致胰岛分泌紊乱，比一般人进食速度的人更易得糖尿病，吃东西太快是最容易增加糖尿病患病风险的坏习惯。研究人员发现，与吃饭时细嚼慢咽的人相比，狼吞虎咽急于把食物吃完者得2型糖尿病的风险增加2.5倍。这是由于人们吃饭过快时，大脑神经还没来得及接受饱腹感信号，就已经饮食过量，大脑神经接受饱腹感信号通常需要约15~20分钟，因此，吃饭快的人更易变胖。

久坐少动：研究发现，如果女性每天久坐7小时，那么她们患2型糖尿病的风险就会增加。现代人，每天乘车或开车上下班；到办公室就坐在电脑前，一坐就是大半天；下班回家后又坐到电视机前懒得动。如果你一周少于3次体育活动，每次活动少于20分钟，那很不幸，你已经加入了久坐生活方式的队伍中。久坐少动和吃得太好是危害上班族健康的无形杀手，久坐缺乏运动更易患2型糖尿病。

饮食条件过好：由于饮食条件越来越好，劳动量和运动量则逐日减少，有的人还暴饮暴食，有的喜欢用零食"加餐"，放松了自己的饮食禁忌，大多患者患病前饭量很大，每人每天至少1斤，有的一餐可吃7~8两，甚至1斤。还非常喜欢吃甜食，除了甜的点心，菜里还要放许多糖，有的特别喜欢吃水果。而多吃饭和糖，机体需要消耗大量胰岛素才能控制体内的糖平衡，致使胰岛功能逐步衰退。

 ## 92. 裤带越长　寿命越短

1998年世界卫生组织（WHO）制定了肥胖诊断的推荐标准，将体重指数（BMI）大于30时定为肥胖（BMI=实际体重（千克）

/身高（米）的平方）。但对亚洲人的研究发现，当BMI≥23时与肥胖相关的疾病发病率逐渐增高。而亚洲人多为腹型肥胖即中心性肥胖，俗称"将军肚"、"老板肚"。因此建议将男性腰围90厘米、女性腰围80厘米作为亚洲人腰围的过渡期标准，超过此标准的为肥胖。肥胖与寿命的关系有个通俗的比喻，即裤带越长，寿命越短。腰围大一圈，风险高一级。

"将军肚"危害很大，这绝对不是一件令人得意的事情，切莫把肚大当作福气大。因为腹部脂肪每增厚1英寸，体内就要增加4英里长的血管，从而大大增加了心脏的负担。肥胖是心脑血管疾病独立的危险因素，肥胖或可以使人减寿8年。美国一项新研究显示，BMI>40的严重肥胖者可比正常体重者的平均寿命最多要短约14年，因为他们更容易出现癌症、心脏病、脑卒中、糖尿病和肝脏疾病等健康问题，并因此过早死亡。

一胖百病生。研究表明，"将军肚"人群男性得高血压的概率是正常男性的8倍，得冠心病的概率是正常人的5倍，得糖尿病的概率是正常人的7倍，脑出血和脑梗死等疾病在"将军肚"男性中也很常见。"中国第一胖"体重达300千克的山东省日照市22岁男子就因心肺衰竭去世。

国外研究显示：BMI每增加5，男性食管癌、甲状腺癌、结肠癌和肾癌发病危险分别增加52%、33%、24%和24%。BMI每增加5，女性子宫内膜癌、胆囊癌、食管癌和肾癌发病危险分别增加59%、59%、51%和34%。此外，超重可使40岁左右的女性预期寿命缩短3.3年，可使40岁左右的男性预期寿命缩短3.1年。肥胖使40岁女性非吸烟者预期寿命比正常体重吸烟者缩短7.1年，使40岁男性非吸烟者缩短5.8年。成年期肥胖是老年期死亡的强力预测因子。国外有人研究报道：肥胖症可缩短寿命10~20年。中年或老年肥胖症肯定会影响寿命。

德国有一半以上的人口称得上是胖子，为十大"胖子国"

之冠。其次是墨西哥、瑞士、澳大利亚、奥地利、英国、希腊、瑞典、芬兰和美国。美国人自己研究后认定,在全球发达国家比较中,其期望寿命最短,健康状况最差,而且,各种慢性病高发,都集聚在50岁左右的人群中,导致这一恶果的主要原因就是肥胖。全美国2/3的人处于超重或肥胖状态。美国人每天花一亿美元减肥。2004年,我国卫生部首次公布13亿人口中有6 000万胖子。有专家预测,未来10年内中国的肥胖人群可能会超过2亿,犹如脱缰的野马,成为世界第二"肥胖国"。

百岁寿星很少大腹便便。美国研究人员曾对美国、加拿大、日本、中国、俄罗斯等国的千余名90岁以上的"超级寿星"进行调查,瘦子几乎占了100%。专家们解释说,这是由于瘦子身体的新陈代谢节律十分缓慢之故。

造成肥胖的原因很多:例如,睡眠不足可使人发胖;激素的影响;吸烟;遗传等。肥胖是病,不治不行,防治要科学。"罗马不是一天建成的",肥胖也不是一天之内就可以消失的。我们要高度重视肥胖的有效预防和治疗。要大力倡导良好习惯,管住嘴巴,合理均衡营养饮食,不宜过油,不宜过咸,不宜过甜,不宜过饱,多食蔬菜、水果(图92),多食以清淡为主的饮食。要心理平衡,心态平和。要迈开腿,适量运动。远离烟酒,戒烟限酒。关注自己的体重。减肥是一种医疗行为,请去医院诊治,切勿滥用各种保健品。

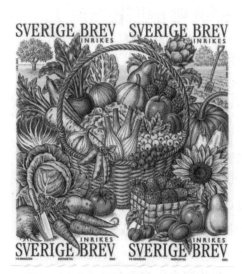

图92 合理均衡的营养饮食,不宜过油过咸过甜过饱(瑞典,四方连)

93. 心力衰竭, 一个容易被忽视的疾病

●**心力衰竭——一个沉重的话题** 心脏是人体的发动机, 心脏也如同一台永不停息的水泵（图93）, 因为有了心脏才使血液获得了循环的动力, 才能不断地往人体各组织器官注入新鲜血液, 输送氧气和营养。心力衰竭, 对心脏病患者来说, 是一个沉重的话题。因为, 疲劳、气短、心悸、体重减轻、肌肉松弛萎缩, 在病床上度过多数时光, 却仍然避免不了疾病逐渐恶化的结局。这就是心力衰竭患者所不得不面对的。据统计, 我国成年人的心力衰竭患病率为0.7%~0.9%, 70岁以上老年人的心衰患病率达到3%~5%, 80岁以上达到10%。随着人均寿命、医疗技术均得到提高, 老年人和慢性心衰的关系愈发明显。

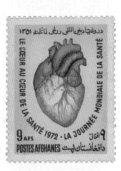

图93 心脏如同一台永不停息的水泵（阿富汗）

一个无法逆向行走的"归宿" 心衰是一种进行性病变, 一旦发生即使没有新的心肌损害, 部分心衰的症状或体征仍持续性或进行性加重, 发展成"难治性心衰", 成为心衰患者的主要死亡原因之一。因此, 心衰是一种症状群, 是许多心脏疾病多年发展的终结阶段, 或者说是心血管疾病必有的"终末时间点", 一个无法逆向行走的"归宿"。

●**心衰患者可分四级** 根据病情的渐进发展和演变, 心衰患者可分为ABCD四级。A级患者已经具有心衰的危险因素, 患者活动不气急, 活动不受限; B级患者的心脏结构已经改变, 患者休息时正常, 多动就气急; C级患者稍动也气急, 活动时明显受限; D级患者活动严重受限, 不动仍气急。C级和D级患

者已经出现气急、胸闷、水肿、小便少、心功能减退等症状。

心力衰竭者并不一定表示为气息奄奄。约一半以上已患有心衰的病人，自己却感觉不出什么特别异样。如若不是超声等检查表明其心脏增大、功能减弱的话，这些病人要在3~5年以后才会出现呼吸短促、心律变快、持续喘鸣及肢体肿胀等典型症状。实际上，病人往往错过了最佳的治疗时期。根据世界卫生组织提供的统计资料，心衰的两年死亡率为37%，五年死亡率更高达82%。

● **警惕心衰的蛛丝马迹**　稍活动即感心慌、胸闷、气促；尿量减少；卧位性干咳；夜间突然憋醒或伴有喘息；不能完全平卧；咳痰；不少老年心衰患者还常出现精神症状；出现静脉淤血情况，双下肢浮肿；双腿疲乏无力等。

● **心衰患者的自我保健**

要注意休息。根据心功能的情况，动静结合，避免剧烈的运动和劳动。

情绪要稳定。避免过度紧张、激动，对待疾病要有"既来之，则安之"的心态。

要饮食清淡。吃低盐、低脂、低热量的饮食，患者每天盐的摄入量一般不超过3克；食物应以易消化的软食为主，晚餐量宜少，避免饱餐，多吃水果与新鲜蔬菜，限制水分的摄入，适当补充钾盐和维生素，增加机体的抵抗力，预防感染（感染居诱发心力衰竭因素的第一位，而呼吸道感染为最多）。

要戒烟戒酒。

必须及时到医院治疗。在医生指导下合理应用强心药、利尿剂、血管扩张剂、血管紧张素转换酶抑制剂、贝他受体阻滞剂等药物，心衰症状控制、病情稳定后，仍应定期到医院复诊随访，遵循医嘱使用药物，这样可避免病情加重，以延缓心衰的进展。千万不要随心所欲地加药、停药，那样会引起心衰复发，该用的药不用，或者剂量不足，这都是心衰的高危因素。

94. 吃对食物能降低血脂

高血脂是万病之源，是无声的杀手，是埋在人体内的"定时炸弹"。高血脂症早期无任何症状，中期也不痛苦，故此，大多数人为了省事，忽视治疗。高血脂是冠心病的重要独立危险因素。这颗"定时炸弹"一旦"爆炸"，可导致心肌梗死、脑血栓或脑出血等疾病。

据最新统计显示，目前我国约有2亿临界高脂血症人群以及近1亿高脂血症患者。我国男女健康首要问题都是血脂异常。中青年高脂血症逐年增加。不良饮食和生活方式是罪魁祸首。

高血脂，正在堵塞你的血管。你是否感觉到：腰围增粗，体重增加；久坐后，肢体麻痛；嗜睡，打鼾；爬楼气喘，劳累乏力；说话走神，记忆力衰退；浑身酸痛，力不从心；头晕，目眩，胸闷；色素沉着，黄褐斑，老年斑增多，这些都是高血脂的常见现象。

降血脂不急于立即用药，高脂血症患者调控血脂重在饮食调理，吃对食物可以"刮油"，"赶走"过高的血脂（图94）。

燕麦富含亚油酸，有很好的抗动脉硬化作用，可降血脂；所含可溶性的膳食纤维，可有效阻止肠道对胆固醇的吸收，从而降低血脂。玉米富含钙、磷、硒、卵磷脂、维生素E与不饱和脂肪酸，具有降低胆固醇的作用，并可软化血管。

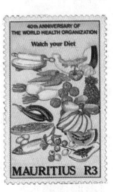

图94　高脂血症患者调控血脂重在饮食调理（毛里求斯）

豆类和豆制品富含膳食纤维和豆固醇，

可阻止肠道对胆固醇的吸收；所含不饱和脂肪酸与维生素E可降低血清总胆固醇、三酰甘油和低密度脂蛋白胆固醇。

酸奶可以增强人体的免疫功能，并可降低人体血清胆固醇的水平。

菌菇类所含的嘌呤、胆碱、酪氨酸和核酸等物质，均具有较强的降脂作用。

生姜中含有一种化学结构与阿司匹林中的水杨酸相近的特殊物质，这种物质能降血脂、降血压、防止血液凝固、抑制血栓形成，减少心脏病的发生。

大蒜含有大蒜素和微量挥发性辣素，可分解沉积在血管内的脂肪，有明显的降脂作用。大蒜油可使人体维持血浆胆固醇等的正常水平，改善动脉硬化的程度。

洋葱中的含硫氨酸和环蒜氨酸等化合物，可降低血脂，提高高密度脂蛋白胆固醇的含量。

山药富含黏液蛋白，能预防心血管的脂肪沉积，保持血管弹性，防止动脉硬化。

番茄富含抗氧化剂番茄红素，可使低密度脂蛋白胆固醇的水平降低。

胡萝卜富含果胶酸钙，它与胆汁酸（必须动用胆固醇）发生化学反应后从大便中排出，从而促使血液中胆固醇水平降低。

绿茶富含茶多酚，能提高机体抗氧化能力，有降低血中总胆固醇和低密度脂蛋白胆固醇的水平。

红茶中的茶黄素是最主要的生理活性物质，可以降低人体内低密度脂蛋白胆固醇的水平。

葡萄能比阿司匹林更好地阻止血栓形成，并且能降低人体血清胆固醇水平。

山楂富含果胶，是可溶性的膳食纤维，有降低胆固醇、预防动脉硬化的作用。

坚果富含单不饱和脂肪酸，适量吃坚果可以降低胆固醇、三酰甘油和低密度脂蛋白胆固醇，但并不降低高密度脂蛋白胆固醇。

健康油含有人体必需的不饱和脂肪酸，能降低血脂、软化血管，故有"血管清道夫"的美誉。尤以芝麻油、玉米胚芽油、葵花子油、橄榄油等为佳。

95. 骨质疏松症：大树枯朽岩石风化

骨质疏松症是人体衰老过程中出现的一种病理现象。我国是世界上骨质疏松症患者最多的国家，患者总数超过9 000万，老年人中患者达半数以上，60岁以上女性骨质疏松症患病率高达70％。妇女患骨质疏松症的危险6倍于男子。本病具有高患病率、高死亡率、高致残率、高费用、低生活质量"四高一低"的特点。而且近年来骨质疏松症的发病率在不断攀升，并呈现不断年轻化的趋势，整体形势严峻。现已排到了人类常见疾病的第4位。

一般人在30岁以后，骨质量会开始慢慢减少，每年流失0.5％~1％；更年期妇女一旦停经之后，钙流失的速度每年可高达2％~3％。当骨质流失时，骨骼外形看起来虽然仍跟正常差不多，但实际上原本紧密的骨头产生了许多空洞而呈现中空疏松的现象，就称为"骨质疏松症"。

骨质疏松症是一种退行性疾病，早期无明显症状，故称之为"无声无息"之病、"寂静之病"，许多人是身在病中不知病，故极易被人们疏忽。骨质疏松症犹如大树枯朽、岩石风化，就像房子的一根栋梁，外观犹在，而里面已被蛀空，极不牢固，

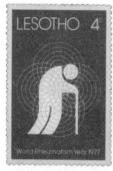

图95　许多老年骨质疏松患者稍稍用力就可引起骨折（莱索托）

骨骼在没有明显外力撞击的情况下（如弯腰、伸腰、咳嗽、打喷嚏等）也会发生骨折，不堪一击，这就是典型的骨质疏松症。随着病情的进展，由于体内的钙不断减少，如果缺钙太多，就会出现失眠、盗汗、易怒、手足麻木、腰酸痛、腿软、牙齿松动及脱落等缺钙症状。许多老年患者因骨质疏松成了"陶瓷人"，甚至有点轻微的外力，如咳嗽、喷嚏、大便用力等，就可引起骨折(图95)。如果髋骨骨折，约有1／3的病人将长期卧床不起，需要护理；约20％病人在骨折后6个月死亡。有位名医说过："今天的腕骨骨折，就是明天的盆骨骨折。"所以骨质疏松症的危害性极大，不可有所轻视。

祖国医学认为，肾亏脾虚是骨质疏松症的基本病理。现代医学认为，骨质疏松症的发生是多危险因素的综合。目前认为：内分泌因素（雌激素、甲状旁腺素）、营养因素（口重、吃过多的盐、钙摄入不足）、物理因素（久坐、长期缺乏锻炼和阳光照射）、免疫功能（自身免疫性疾病）、危险因素（嗜烟酒、饮浓茶、浓咖啡）、遗传因素（如祖母、母亲、姐妹有此病）与骨质疏松症的发生均有密切关系。

防治骨质疏松症有5个要点：

●**骨密度检测**　专家提醒广大女性，不要等老了之后才去预防骨质疏松症，40岁左右的年轻女性就需要注意预防骨质疏松症。50岁以后的妇女以及70岁以上的男性，每年要做一次骨密度（BMD）检测，了解骨骼是否缺钙，如发现骨量减少，尽早采取综合防治对策。尤其应补肾健脾（需3~6个月，如服用"密骨胶囊"、淮山药、党参等）。

●**运动**　研究表明，规律而持续的运动能预防和减缓骨质流失，甚至可以强化造骨细胞骨骼的耐受力，进而提高骨密度，因此，运动可说是最安全又没有副作用的妙方。如果每日累计2~3小时的站立与步行（日行6 000步），并可适量负重，打太极拳，做跳跃、下蹲的动作，还要注意多接触阳光，则可防止骨骼的钙流失。

●**补钙**　如果将我们的身体比作银行，那么补钙，就像在银行存钱，存得越多，将来可支取的钙就越多，可以减缓日后骨量下降的速度。"抽筋"是骨质疏松的信号。"腰疼"是骨折的前期信号。补钙，应该作为贯穿一生（尤其是女性）的计划。研究表明：补钙还是要靠吃，饮食补钙的作用要好于钙补充剂。牛奶、酸奶、奶酪、小鱼、虾、贝类、虾皮、鸡蛋、咸蛋、带骨肉、豆腐、芝麻、核桃、花生、红枣、黑木耳、海带、紫菜、新鲜蔬菜等食物是极佳的钙来源。终身喝牛奶的人，其发生骨质疏松症的平均年龄要比不喝牛奶的人推迟10年。膳食中要控盐，因为摄入过多的盐会增加钙的流失。

●**健康生活方式**　提高自我保健意识和能力，如生活规律、睡眠充足、情绪稳定、性格开朗，加强体育锻炼，多晒太阳，适当活动。饮食方面，不偏食挑食，吃低盐、低脂、低糖饮食（老年人每日摄入食盐应＜5克），戒烟限酒，不饮浓茶浓咖啡（咖啡因可明显遏制钙的吸收和增加尿钙的排出）等。

●**治疗**　对已确诊的患者应积极给予适当治疗，不同年龄段的个体可能有多种不同治疗方案，但主要还是由医生决定为好。钙剂和适量的维生素D_3是基本用药，可以实现有效补钙，而单纯补钙可能适得其反。中西医结合治疗，强调补肾健脾，如服中药需3~6个月。还需要长期随访跟踪治疗，不断调整治疗方案。有临床报道，用福善美治疗骨质疏松症，即使停用5年也不太会造成骨折。在日常生活起居中，要着重加强防摔、防碰、防绊、防颠等措施，处处防止各种意外伤害的发生。

96. 警惕隐匿性疾病藏身

●**隐性冠心病**　我国研究人员曾对3 474名40岁以上的居民进行普查，结果发现冠心病患者233人，但是，其中有近80%是隐性冠心病患者。这种患者平常自觉症状轻微或毫无症状，或者仅有胃部不适、腹背部或颈部疼痛、不明原因的疲乏、

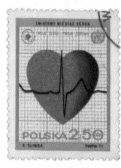

图96　心电图检查是及时发现隐性冠心病的有力武器（波兰）

呼吸急促等症状，医生也不容易确诊，他们是在做了心电图甚至运动后心电图检查时才被发现的（图96）。若不到医院详细检查，他们自己根本不知道患有冠心病，这些隐性患者在进行超越自己体力的运动或劳动时，很容易引起心绞痛或心肌梗死，甚至猝死。临床上隐性心脏病病人约占所有冠心病的15%，堪称健康的"定时炸弹"。因此，一旦查出是隐性冠心病，就应积极进行防治。

●**隐性甲亢**　即隐性甲状腺功能亢进，它不是中青年女性的"专利"。近年来，临床发现老年人甲亢也屡见不鲜，约占甲亢患者的10%~20%。由于老年人甲状腺逐渐萎缩，功能有所下降，其临床表现与青年患者有所不同，甲状腺多无明显的肿大，而且像多食善饥和神经紧张兴奋的症状也都不明显，但是老人的食欲减退或厌食以及体重减轻的症状则十分明显。只要做一下基础代谢率检查等，就可以使此病明确诊断。

●**隐性溃疡病**　胃、十二指肠溃疡的患者，通常具有上腹部规律性、周期性和季节性疼痛的特点，但是有一些老年人患了溃疡病，却毫无自觉症状。据统计，这种无痛性的溃疡病在

老年人中高达30%，究其原因与其痛感迟钝有关。他们往往在溃疡病发生了严重并发如上消化道出血、幽门梗阻、胃穿孔等情况时才被发现。因此，老年人如出现无法解释的贫血、食欲减退、体重减轻等症状时，应注意隐性溃疡病作祟的可能。

●隐性癌症　老年人患胃癌者大多症状轻微，缺乏特异性表现，往往与胃炎、溃疡等一般胃病相混淆，被医患双方忽视而延误诊治。肝癌起病多隐匿，患病之初没有任何明显不适，如果肿瘤生长缓慢，可完全不痛，或仅有肝区轻微钝痛与闷胀不适感。大肠癌，中老年人多发，大多数患者早期无不适，当病情进展到一定程度才出现临床症状。胰腺癌，临床多缺乏特异性表现，在黄疸未出现前，容易被忽视而造成漏诊或误诊。部分患者早期虽有上腹闷胀或不适感，但多未加以重视。待出现黄疸而就诊时，3/4的患者已属晚期。老年人无症状的潜伏肿瘤较多，不少老年人生前未发现肿瘤，死后做尸体解剖却发现肿瘤病灶，年龄越大，潜伏肿瘤越多。最常见的潜伏肿瘤有前列腺癌、肾癌、结肠癌、肺癌。

●隐性糖尿病　糖尿病的典型症状是"三多一少"，患者有多饮、多食、多尿和体重减轻的症状。实际上，这样的患者只有20%左右，大多数老年患者没有什么异常症状，但是体内早已出现胰岛素不足、血糖升高，这就是患了隐性糖尿病。所以，老年人要常常检测一下自己的血糖，像常常检测血压一样，以便及时发现是否得了隐性糖尿病。

●隐性肾盂肾炎　这是由致病性细菌侵入肾盂，引起感染所致。肾盂肾炎多伴有膀胱炎，故典型表现者可有发热、畏寒、乏力、腰痛、尿频、尿急、尿痛等症状。尿常规检查可发现有较多的白细胞、白细胞管型等，尿液培养有相应致病菌生长。但隐性肾盂肾炎患者却没有不适症状，个别人仅有排尿次数稍增多，尿常规检查也正常。只有通过尿液培养出致病菌，才使诊断得以明确。

此外,中老年隐匿性的疾病还有高血压、高脂血症、胆结石、肾囊肿、阑尾炎等。因此,中老年人应注意自身的某些轻微变化,一旦感觉不适,要不失时机地就医检查,切莫大意;并要十分重视定期参加健康检查,切莫对健康检查抱无所谓的态度,须知定期体检是健康长寿之道。

97. 早行动早受益　预防老年痴呆症

据统计,全世界每4秒钟就有1例新痴呆症病例发生。有学者直言,随着老龄风暴来临,目前的卫生系统根本应对不了爆炸式增长的痴呆症危机。

在我国,老年痴呆也已成为继心脑血管病和癌症之后,危害老年人生命健康的第四位"杀手"。很多人认为,人老了犯糊涂是正常现象,实际上这是一种病,学名老年痴呆症,也称阿尔茨海默病(图97)。在我国此病患病率约为5%,多发于65岁以上人群,患病人数约为800万人,接近全世界患者总数的1/4。高龄是痴呆症最重要的危险因素,60岁组患病率为2.3%,70岁组为3.9%,80岁以上组为32.0%。其中女性的患病率比男性高出3倍。低教育水平的比高教育水平的多。本病并以每年30万人的数量增长,患病率每隔5~10岁就会增长1倍。

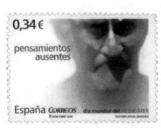

图97　老年痴呆是继心脑血管病和癌症之后的"杀手"(西班牙)

老年痴呆症是一种脑部神经退行性变性疾病。潜伏期为10~20年。先是大脑贝他淀粉样蛋白变异等蛋白质异常,以及海马区代谢能力下降,大脑神经原纤维缠结,导致神经细胞的死亡,大脑体积萎缩。患者有近期记忆力障碍,"手拿帽子到处找帽子",看人视物眼神发呆,不认人,不会计算,迷路(有的一年走失十多次),捣乱,如持续4~6个月以上者,应怀疑是老年痴呆症。本病治疗护理费用高,前期需要24小时有人盯着,重度时卧床,生活不能自理,护理费用太贵,保姆请不起,让一个个家庭陷入焦虑和迷茫。很可惜目前对痴呆基本上没有一种治愈的方法,本病从初期到死亡共5~10年,如果尽早发现、早治疗,可以存活10~20年。

因此,重在预防。普通人群40岁后就应开始关注生理心理变化,记忆力严重衰退要当心,可能是痴呆症前兆。早行动,早受益。适当运动,多用大脑,合理饮食,可以预防老年痴呆症。

●**适当运动** 运动是防痴呆的第一利器。中年时就要重视一个"动"字,中年多运动,老时少痴呆。从四五十岁起就开始积极进行体育锻炼,且运动时间越长效果可能越好。这主要是因为运动对维持良好的血流畅通是必须的。应将运动当成每天要吃的"药"。建议每周进行至少3次,每次30分钟以上的规律、持续运动,快步走、慢跑、游泳、骑自行车、打太极拳、街舞等都不错。但要避免长时间日光暴晒。切不要在中年时忙于工作,整天静坐打电脑,休息时就坐着看电视,一动不动。已患上此病的人也应尽可能多动,例如常做做家务,并努力平稳情绪,保持愉悦的心情,保持良好的心态。

●**多用大脑** 大脑功能不用则废。研究者发现,玩电脑、学外语、下棋、看报纸、写字、绘画、朗读诗词、参加合唱队、多听音乐、养花、钓鱼、打扑克等需要动脑的活动,使生活更加充实,能够保持大脑的活跃。经常用新事物向大脑发出挑战最为关键,培养一种新的爱好,更为有效。研究发现,老年人上网,可以使老年痴呆危险降低30%~40%。学外语可以使痴呆症至少推迟4年。但是，中年人经常工作加班加点，透支使用，用脑过度，到了老年则易患痴呆症。

●**合理饮食**　研究发现，食物以蔬菜水果、五谷杂粮、豆类和豆制品（如腐竹）、橄榄油等为主的"地中海饮食"，可控制"三高"，可降低痴呆症的患病率30%~40%。其中橄榄油所含刺激醛可以干扰贝他淀粉样蛋白的形成。研究发现，贫血一旦发生，大脑细胞供氧量就必然降低，大脑供氧不足容易影响记忆等认知能力，进而增加痴呆症危险；中年人即使胆固醇水平只是稍稍走高，以后患痴呆症的风险也会上升；早年贪吃，晚年痴呆。肥胖令痴呆症风险翻番。故合理营养与平衡膳食非常重要。研究发现，不饱和脂肪酸是痴呆症患者共同缺乏的营养成分。因此可以多吃鱼类、腐竹、核桃仁、栗子、花生、芝麻、莲子、大枣、葡萄、石榴、桂圆肉、荔枝肉、山楂、牛奶、巧克力等食物，常吃这些食物，可以预防老年痴呆症。

98. 漫话"退休综合征"

退休，是人生的分水岭，是人生生涯的一道"坎"，是人生历程必经的一个"关口"，是人生一件重要的"生活事件"，是事物发展的自然规律，是顺理成章、社会照顾、安度晚年的美好之事。

退休之后，一切都与以前不一样：生活的环境、节奏、待遇……都与从前不一样，而且，总体说都不如从前。因此，老年人从工作岗位上退下来，生活规律突然改变，不少人会一下子变得无所适从，使精神失去依托，体内调节失常，产生孤独、空虚和严重失落感；情绪上忧郁、焦虑、心神不定，难以自制自控；对外界事物缺乏兴趣，懒散乏力，不爱活动；心理上老化现象加快，自感脑力、体力不支，悲观失望。这就是"退休综合征"。其实，只要用好"加、减、乘、除"法（图98），便能顺利越过这道"坎"和"关口"，生活方式的改变可以获得心理上的新的平衡，可以换来健康。"一身动才能一身轻"。

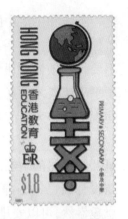

图98　只要用好加减乘除法，才能获得心理上新的平衡（中国香港）

●加　就是要增加一些爱好与交往活动。退休了，有了更多的闲暇时间，许多想做而没能做成的事，现在可以一点点慢慢地去做。例如，可选择参加打球、打拳、种花、养鸟、钓鱼、养宠物、收藏、读书、写作、学电脑、上网、上老年大学、参加合唱队、欣赏音乐、戏曲、编织、棋牌、书画、摄影、旅游等活动，任其所好，展其所长，根据爱好选择1~2项，一心学会找乐儿；也可以参加一些有益于社区的公益活动，让退休生活变得丰富多彩、富有生气、富有活力和更加充实。

●减　就是要减去生活中的一些不良生活方式和习惯。人到老年，身体抵抗力难免降低，此时虽说工作上的繁忙、劳累、压力没有了，但在多年生活、工作中不少人却养成吸烟、喝酒、熬夜等不良生活方式和习惯，这些陋习是健康潜在的杀手，一定要下决心改掉。

●乘　就是要过上乘的生活。老同志在过去的工作中，辛苦了大半辈子，致使身体健康状况不容乐观，现在退休了，有时间、有固定的收入，一定要科学地安排好退休生活，提高自己的生活质量，过好每一天。如改善营养，纠正营养不良的情况；还有每年作一次健康检查，主动发现疾病，做到早发现、早诊断、早治疗。防患于未然。

●除　就是除掉精神上的烦恼。我们生活的社会并不是真空，工作和生活中的烦恼在所难免，尤其是退休失落感，这就看你如何对待。俗话说："找乐即乐，找烦即烦。"所以，我们不要自寻烦恼，遇到不平之事不气恼、不计较、不攀比，过日子平平淡淡才是真。积极乐观的态度，天天都是春风桃李花开；悲观消极，天天都是秋雨梧桐叶落时。

退休了，卸下了沉重的职责包袱，放松了紧张的生活节奏，避开了无尽的喧嚣纷扰，远离了是非曲直的争吵。退休了，重新设计自己，心静如高山幽谷，平淡似白水素服，心胸豁然，意趣盎然，可以安排多彩的退休生活。做到老有所养，老有所学，老有所为，老有所用，老有所乐。

退休，是人生最美、最欣慰的春天。退休，人生又一春。但只有早做准备，我们方能走好未来那段路。

人的寿限是生物自然发展的结果，影响人的寿限有内外诸多因素。只要我们能科学地对待内外因素，相信人的最高寿限是可以逐步实现的。

99. 老年人容易患的几个"综合征"

"综合征"是一个奇特的名称，它与发热、头晕等名词一样，只能算是一种症状，不能单独作为一种疾病，也不能作为疾病的最后诊断。综合征由多种原因引起，是若干种具有内在联系病症的集中体现。它仅仅代表某些相互关联的器官发生病变或功能紊乱时出现的一群症状。

医学领域至今有许多奥秘尚未揭开，有的疾病涉及身体很多器官，找不到引起疾病的主要原因，临床上只好用"综合征"这个模糊名称来解释。所以，综合征是认识疾病的过渡阶段。今天的不少疾病，昔日曾是各种综合征，而现在的某些综合征，将来也可能过渡为某种疾病，将会逐个被用确切的病名所取代。

下面介绍几种老年人容易患的综合征。

● **空巢综合征** 当子女由于工作、学习、结婚等原因而离家后，独守"空巢"的老年夫妇因此而产生的心理失调症状，称为空巢综合征。其主要症状是心情郁闷、沮丧、孤寂、食欲减退、睡眠失调，平时愁容不展，长吁短叹，甚至流泪哭泣，常常会有自责倾向，认为自己有对不起子女的地方，没有完全尽到做父母的责任。另外也会有责备子女的倾向，觉得子女对父母不孝，只顾自己的利益而让父母独守"空巢"。

保健处方：①正视现实，正视空巢。空巢现象是一个家庭的必然结果，子女不可能一辈子都围绕在你的身边，甚至很长时间不在身边，要对这种情况有心理准备，要勇敢面对不回避；②结交好友，培养兴趣。一个人活在世上，至少要有三个知心好友，好到无话不谈的地步，并培养广泛兴趣，这是消除空巢综合征的好方法；③子女重视，社区关怀。子女与父母房子的距离最好不要太远。对于身在异地，与父母天各一方的子女，除了托人照顾父母，恐怕更加要注重对父母的精神赡养了，经常与父母通过电话进行感情和思想的交流。社区要尽可能为老年人提供免费的活动场地，多组织一些老年人适宜参加的活动；④对症下药，心病医心。由于病因、症状不同，必须接受规范的心理治疗。

● **麻将综合征** 打麻将是益智、娱乐、开心的事情，但不少老年人打麻将成瘾，一玩就是几小时，甚至熬夜，使自己得不到充足的休息和睡眠，扰乱了"生物钟"，引起食欲不振、消化不良、恶心呕吐、头晕、失眠、精神萎靡不振等情况，更严重的可以导致血流不畅，出现腰背疼痛僵硬、两腿麻木、胸闷等症状，甚至发生脑卒中、心肌梗死而危及生命。

保健处方：①凡已患有高血压、冠心病和有过脑梗的人不宜打麻将；②打麻将时要有节制，一般每次应限制在2小时以内，玩时不应搞带有刺激性的内容；③久坐后应缓缓立起；④在冬季还要定时开窗，保持室内空气新鲜。

●**冬浴综合征** 据统计，约有10%的老年人在冬天洗澡时

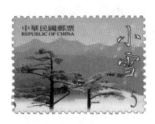

图99 老人冬天洗澡时要谨防冬浴综合征（中国台湾）

（图99）有不同程度的口渴、头晕、目眩、乏力、心悸、胸闷、呼吸急促、心跳加快等症状，出现晕倒或诱发心血管疾病，这种情况就是冬浴综合征。其原因是老年人体质较弱，耐受和应急能力较差，浴间室内温度较高，空气湿度大，人体得不到足够的氧气，由于机体缺氧，造成代谢紊乱。

保健处方：①老年人平时要加强身体锻炼；②洗澡前不可饮酒，不要过饱或过饥，不宜过度疲劳；③洗澡时应事先调节好水温，应以37~40℃为宜；④洗澡前最好在浴间内适应几分钟，洗澡时间以15~20分钟为宜，洗澡动作也不宜过急或过分用力；⑤若有晕倒者，要让其平卧、保暖，并送医院救治。

100."七分养"是治疗疾病的重要原则

有些人生了病，就只想到吃药，好像只有药物才能治病，特别是一些患慢性病的人，往往是中药、西药、针药、丸药，齐头并进，整天就忙着吃药、打针，但病情不见好转，总以为是"药不对症"，而对如何调养却毫不在意。

要知道，人体发生了疾病，特别是慢性疾病，药物治疗固然需要，而注意调养尤其不能忽略。俗话说："三分治，七分养"，这是一种民间经验之概括和总结，是防治疾病的原则，它有一

定的科学道理，能把疾病控制在早期轻微阶段。这"七分养"应该在"三分治"的基础上进行，它包括饮食之养、生活之养、心理之养等等。

●**慢性胃炎** 慢性胃炎是个常见病。对病人来说，"三分治，七分养"是非常重要的。特别是在饮食之养上。饮食之养主要指饮食有节、定时定量、搭配合理、科学进餐，饮食不可过饱，若饮食过量或暴饮暴食，势必加重肠胃负担，在慢性胃炎的基础上，胃的功能更易受到损害，使病情加重。慢性胃炎病人要吃容易消化的饮食，避免吃坚硬、生冷、粗糙、含纤维过多的食物。吃饭要细嚼慢咽，使食物充分地磨碎，并与唾液充分混合，这样有助于消化，减轻胃的负担。慢性胃炎病人还要忌酒、戒烟，不吃辛辣刺激性强的食物，避免长期进食过热、过酸及烧烤的食物。同时，还应避免长期服用对胃黏膜有刺激的药物。此外，还应注意心理之养，要保持乐观愉快的情绪（图100），避免紧张、焦虑、抑郁，尤其是进食时不可生气、发怒等，这对稳定病情、促进康复均有一定的积极意义。

图100 胃病患者要保持乐观的情绪（德国）

●**高血压** 高血压也是个常见病。对病人来说，"三分治，七分养"也是非常重要的。特别是心理之养尤为重要。有的病人心理压力较大，尤其是知识层次较高的人往往对该病的危害了解较多，由此产生的焦急与恐惧心理也就越强。如果不能消除这些心理障碍，单纯靠药物治疗，效果往往不理想，而且易使病情反复，更增加病人心理负担，久而久之形成恶性循环，无疑是十分有害的。医生一定要耐心与病人交谈，教给病人焦虑心理的松弛方法。要通过养成饮食清淡、注意合理营养、戒烟限酒、劳逸结合、适量运动、保持乐观情绪、坚持服药治疗、重视自我保健等生活方式，才能使病人的血压一直比较稳定。如果我国高血压患者能坚持10年以上有效控制高血压，则其60%以上的人可望延年益寿，高血压患者同样也能长寿活到100岁。

●**腰椎间盘突出症** 有70%以上的腰突症患者，一般在3周~3个月内症状会自行消失；80%以上的患者经保守治疗可以治愈，无需手术。卧床休息能从很多方面缓解病情，如避免了弯腰与负重，能改善局部充血、水肿，进而减轻对神经根的压迫和刺激，有利于受损神经功能的尽早恢复等。疼痛明显时可以卧床2~3天，一般以仰卧和侧卧为宜。仰卧时，建议在膝盖下垫一个小枕头，以便双髋及双膝微屈，腰部自然落在床上；侧卧时屈膝屈髋，一侧上肢自然放在枕头上。症状缓解后可进行适量轻微活动、上班等。

●**颅外科手术患者** 对于颅外科手术治疗的患者来说，患者要从昏迷不醒到神志恢复，能站立、说话、自己吃饭，要取得良好的功能恢复和康复效果，一定要贯彻康复治疗的早期介入，靠的是另一种"三分治，七分养"，以及"三分手术，七分康复"。患牙周病的治疗理念则是"三分治，七分护"，患者自我口腔卫生维护特别重要，只有做好口腔卫生护理，才能完全摆脱牙周病。

后　记

认识毛颂赞老师已多年，常被他任劳任怨的踏实作风所敬服，特别是被他为大众健康养生积累的文字，以及收藏的精致健康邮票所信服。

曾纳闷，毛老师已八十好几，竟然有如此充沛精力悉心撰文、细心打字、精心集邮，但阅读了他的文字后幡然醒悟这写者就是一个真正的身体力行者！而他积累文字所成的书也许就是真正的精典养生之道了。

在此感谢这位健康力行者写出的健康之本。

育英　　于2016年8月26日

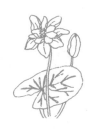

图书在版编目(CIP)数据

漫话长寿/毛颂赞编著. —上海:复旦大学出版社,2016.9
(复旦·健康)
ISBN 978-7-309-12327-2

Ⅰ.漫…　Ⅱ.毛…　Ⅲ.长寿-保健-基本知识　Ⅳ.R161.7

中国版本图书馆 CIP 数据核字(2016)第 122634 号

.

漫话长寿
毛颂赞　编著
责任编辑/肖　英

复旦大学出版社有限公司出版发行
上海市国权路 579 号　邮编:200433
网址:fupnet@ fudanpress. com　http://www. fudanpress. com
门市零售:86-21-65642857　团体订购:86-21-65118853
外埠邮购:86-21-65109143
常熟市华顺印刷有限公司

开本 890 × 1240　1/32　印张 7.375　字数 157 千
2016 年 9 月第 1 版第 1 次印刷

ISBN 978-7-309-12327-2/R · 1557
定价:38.00 元